Angela Kilmartin
Blasenentzündung

Angela Kilmartin

Blasenentzündung

Zystitis – Urethritis

Ausführliche Anleitungen zur Selbsthilfe

Aus dem Englischen von
Anita Eichholz

Ratgeber Ehrenwirth

Die Deutsche Bibliothek – CIP-Einheitsaufnahme

Kilmartin, Angela:
Blasenentzündung: Zystitis – Urethritis;
Ausführliche Anleitungen zur Selbsthilfe / Angela Kilmartin.
Aus dem Engl. von Anita Eichholz.
München: Ehrenwirth 1999
(Ratgeber Ehrenwirth)
Einheitssacht.: Cystitis ‹dt.›
ISBN 3-431-04004-7

Die amerikanische Originalausgabe erschien unter dem Titel Cystitis.
The Complete Self-Help-Guide
bei Warner Books, Inc., New York

ISBN 3-431-04004-7

www.ehrenwirth.de
Umschlag: Rainald Schwarz, München
Umschlagfotos: Tony Stone, München
Innenteilfotos: Tony Stone, München
Satz: Blank Satzstudio GmbH, München
Druck: Schoder Druck, Gersthofen
Printed in Germany

Inhalt

Für Sie und Rowena

Danksagungen

Die Leserin bzw. der Leser dieses Buches kann sich bestimmt nicht vorstellen, wie schwer es mir fällt, diese Seite zusammenzustellen. Wo fange ich an, wo höre ich auf mit den Danksagungen? Wo soll ich die Grenze ziehen bei den zahlreichen Personen, die zur Entstehung des Buches beigetragen haben? In meinen Dank möchte ich all jene mit einbeziehen, die mir nicht nur direkt, sondern auch indirekt bei meiner Arbeit geholfen haben. Es seien – ohne besondere Reihenfolge – mit zutiefst empfundenem Dank genannt:

Cynthia Clarke (von der die Zeichnungen stammen), Mr. und Mrs. Creasey, Mr. B. Gittelson, Mr. und Mrs. Ker-Davies, Paul, Rowena und Rory Kilmartin, Mrs. E. Kinnear, Mr. und Mrs. Mendham, Christina Murphy, Hans und Dagmar Pelzer, Mr. S. Schreibman, Warner Books und die dort beschäftigten Blasenpatientinnen.

Der deutsche Verlag dankt Herrn Dr. Ernst-Albrecht Günthert für die fachkundige Überprüfung der Übersetzung.

Vorwort

Vielleicht lesen Sie dieses Buch, weil ständige Blasenentzündungen Ihr bisheriges Leben ruiniert haben – so wie in meinem Fall. Lassen Sie mich Ihnen zuallererst versichern: Sie brauchen nie wieder unter einer Zystitisattacke zu leiden. Dieses Buch erklärt Ihnen, wie Sie Ihr Leben analysieren und den Grund für Ihre Blasenentzündungen herausfinden können. Und vor allem: Was Sie dagegen tun können. Wenn man erst einmal weiß, was zu tun ist, kann man Blasenentzündungen relativ leicht verhindern. Es hat allerdings Jahre gedauert, bis ich selbst auf all diese Dinge gekommen bin.

Oft werde ich gefragt, wie lange ich für dieses Buch recherchiert habe. Dann muß ich immer an meine Hochzeit denken – in schlichtem Weiß in einer mittelalterlichen englischen Kirche – und an die Flitterwochen danach. Es war alles so schön! Und dann stürzten mich plötzlich Blasen- und Scheidenentzündungen in einen Abgrund von Schmerzen und tiefster Verzweiflung.

Nach fünf Jahren des Leidens bekam ich schließlich den ersten Tip zur Selbsthilfe. Allmählich ging es mir besser. Je mehr ich über meine Krankheit in Erfahrung brachte, desto mehr setzte ich mich für die Selbsthilfe ein. Ich war entschlossen, mein Wissen mit meinen Leidensgenossinnen zu teilen, damit nie wieder eine Frau sinnlos leiden muß. Unterstützt von der modernen Medizin setzte ich alles daran, die Selbsthilfe zu vervollkommnen. Ich wurde zu einer Art Vorkämpferin für Selbsthilfe bei Blasenentzündungen. Unter anderem schrieb ich schon 1972 mein erstes Buch über Blasenentzündung, verfaßte einige Broschüren, hielt Vorträge, erschien im Fernsehen, machte einen Film – und setzte das britische Gesundheitsministerium unter Druck, damit es Informationsbroschüren veröffentlichte und verteilte. Ich habe zwei reizende Kinder bekommen und meine Ehe gerettet, was mir manchmal als meine größte Tat erscheint.

Ich habe meine Blasenentzündungsanfälle überwunden und unzähligen Frauen geholfen, das gleiche mit ihren zu tun. Dieses neue Buch wird auch Ihren Blasenentzündungen ein Ende bereiten. Für immer!

Angela Kilmartin

Geleitwort

»Blasenentzündung – Ausführliche Anleitungen zur Selbsthilfe« ist ein wichtiges Buch. Ich habe die englische Originalausgabe seit Jahren meinen Patientinnen empfohlen. Nunmehr kann die deutsche Übersetzung auch vielen Betroffenen in unserem Sprachbereich einen neuen Zugang zu ihrer Krankheit und ein neues Verständnis ihres Krankseins vermitteln. Deshalb gebühren der Übersetzerin und dem Verlag besonderer Dank.

Obwohl es das Hauptanliegen der Autorin ist, mit ihrem Buch der Zystitispatientin Hilfen anzubieten, sollten auch alle Ärzte, die mit diesem komplexen Krankheitsbild zu tun haben, das Buch aufmerksam lesen. Besonders der organorientierte Arzt erfährt hier in eindrucksvoller Weise Wesentliches über die Nöte und Plagen seiner Patientinnen.

Das Buch bietet eine Fülle von wichtigen praktischen Ratschlägen und vorbeugenden Maßnahmen. Es wird dabei an die guten alten Hausrezepte erinnert, die hier sinnvoll und hilfreich eingesetzt werden können. Das dargestellte Selbsthilfeprogramm kann die von einem akuten Zystitisanfall betroffene Patientin dabei unterstützen, die ersten schlimmen Stunden erträglicher zu machen.

Die Art, in der die Autorin ihr Grundanliegen, ihren »Mitleidenden« zu helfen, darbietet, ist eine erstaunliche Leistung.

Dr. med. *Ernst-Albrecht Günthert*
Facharzt für Urologie
München

1 Blasenentzündung und damit verbundene Krankheitssymptome

Eine Frauenkrankheit

Allzu lange wurde diese leidige und deprimierende Frauenkrankheit nicht richtig ernst genommen, nicht richtig erforscht und nicht richtig behandelt. In jeder Straße, in jeder Stadt und in jedem Land haben Frauen aufgrund mangelhafter ärztlicher Hilfe körperliches, geistiges und soziales Elend durchlitten und durchleiden es noch. Und obwohl sich dieser Sachverhalt leicht nachweisen ließe, macht sich keine Regierungsbehörde und auch kein Gesundheitsministerium die Mühe, Wochen-, Monats- oder Jahresberichte darüber zu führen. Wenn überhaupt, werden Informationen über die Symptome und Leiden, die bei Patientinnen mit Blasenentzündung auftauchen können, nur im Rahmen von Forschungsprojekten an Urologischen Kliniken gesammelt, wobei die Zahl der teilnehmenden Testpersonen jeweils auf relativ wenige begrenzt ist.

Wie viele sind betroffen?

Warum gibt es keine genauen Zahlen? Die Antwort darauf ist einfach: Blasenentzündungen und Blasenbeschwerden sind so häufig, daß sie in die gleiche Kategorie fallen wie der Frühjahrsschnupfen oder der Husten im Winter. Es ist nicht der Mühe wert, eine Blasenentzündung schriftlich zu vermerken, ihr Vorkommen auf einem Stückchen Papier anzukreuzen oder ein paar Beamte des Gesundheitsministeriums mit der Aufgabe zu betrauen herauszufinden, wieviel Millionen Mark im Jahr allein für Medikamente gegen Blasenentzündung ausgegeben werden.

! Es ist nicht der Mühe wert, weil Blasenentzündungen etwas sind, mit dem Frauen einfach fertig werden müssen, mit dem sie leben müssen – schließlich stirbt man nicht daran!

Hier eine Krankengeschichte, die für Millionen andere steht:

Honeymoon-Zystitis

»Bei mir tauchte das Schreckgespenst Blasenentzündung vor neuen Jahren in den Flitterwochen auf. Mein Arzt sagte mir, ich hätte eine Flitterwochenzystitis und sie würde von allein weggehen. Aber nach einigen Monaten mit weiteren Attacken wurde mir klar, daß sie nicht von allein weggehen würde. Nach Dutzenden von Attacken im Lauf von vier Jahren war ich erst wieder in meiner ersten Schwangerschaft frei davon. Aber sobald ich wieder mit meinem Mann geschlafen hatte, litt ich erneut darunter – und zwar heftiger als je zuvor. Mein damaliger Arzt versäumte es, die notwendigen Urinunter-

suchungen vorzunehmen, und die Behandlung erfolgte nur auf Gutdünken. Wieder hatte ich ein ganzes Jahr damit zu schaffen. Als ein dringend nötiger Urlaub wegen neuerlicher Blasenentzündung in die Binsen ging, wurde ich äußerst depressiv und bekam ein Magengeschwür von all dem Kummer. Man gab mir Beruhigungsmittel gegen die Depressionen, aber an meinen Selbstmordgedanken änderte das nichts.

Depressionen

Eines Tages spülte ich alle Pillen die Toilette hinunter. So ging es nicht weiter! Ich konnte doch nicht für den Rest meines Lebens Pillen nehmen! Wieder suchten mein Mann und ich Rat beim Urologen, und man empfahl mir, eine Harnröhrendehnung vornehmen zu lassen. Sie erfolgte auf der Stelle, und zwar ohne örtliche Betäubung. Es war die Hölle. Ich fuhr die weite Strecke nach Hause allein zurück, und die Schmerzen waren mir schrecklich unangenehm und auch, daß ich so weinen mußte. Ich wurde immer ängstlicher und frigide, und meine Ehe litt entsetzlich darunter. Die Ärzte scheinen sich nicht im klaren darüber zu sein, welche Probleme diese ständig wiederkehrenden Blasenentzündungen mit sich bringen.

Dilatation der Harnröhre

Frigidität

Schließlich ging ich wegen der Frigidität in psychiatrische Behandlung. Das half mir sehr, da der Psychiater eine Frau war, die mir sehr viel Verständnis entgegenbrachte – aber meine Blasenentzündung ging dadurch nicht weg! Zur Zeit bin ich noch in einem anderen Krankenhaus in Behandlung, aber die Ärzte haben kein großes Interesse an meinem Fall. An dieser Krankheit stirbt man schließlich nicht. So bekommt man zu verstehen, man solle versuchen, damit zu leben.

Psychiatrische Behandlung

! *Soll das wirklich immer so weitergehen? Daß Frauen mit Blasenleiden dazu verdammt sind, das aushalten zu müssen? Oder kann sich die Ärzteschaft irgendwann einmal dazu entschließen, etwas zu unternehmen und uns die Hilfe zu bieten, die wir so dringend benötigen?«*

Ein verzweifelter Hilfeschrei! Was haben die Ärzte zu ihrer Rechtfertigung zu sagen?

»Ich kann verstehen, daß viele Zystitispatientinnen ihren Ärzten manchmal recht kritisch gegenüberstehen. Sie sollten aber bedenken, daß wir zur Zeit nur das erschreckend lückenhafte Wissen weitergeben, das uns Ärzten in den letzten 30 Jahren an den Ausbildungskliniken gelehrt worden ist. Leider wird sich an der ärztlichen Ausbildung so schnell nichts ändern lassen. Früher oder später aber werden sich Patienten und Ärzte zusammensetzen müssen, um dieses Thema miteinander zu besprechen – schon wegen der ungeheuren Verbreitung der Blasenentzündungen, mit der die Ärzte allein gar nicht mehr fertig werden.«

Eine ehrliche und an und für sich konstruktive Antwort. Wenn dieser Arzt als Grund für die gegenwärtige unzureichende medizinische Versorgung die mangelhafte ärztliche Ausbildung nennt, dann wird das wohl so sein. Schließlich kann man das traurige Ergebnis tagtäglich in den Arztpraxen beobachten. Die jungen Ärzte versagen leider genauso wie die älteren. Die älteren konnten wenigstens im Lauf ihres Berufslebens einige praktische Erfahrungen sammeln, und sie haben inzwischen mehr mitbekommen als nur die gutgemeinten theoretischen Ausführungen ihrer Professoren. Die jungen Ärzte sind jedoch so stolz auf ihr neu erworbenes Wissen, daß sie jeden Gedanken weit von sich weisen, ihre Ausbildung könne, in bezug auf alltägliche Harnwegsprobleme, Mängel aufweisen.

Mangelhafte ärztliche Ausbildung

In England wird den Harnwegsinfektionen in der fünfjährigen ärztlichen Ausbildungszeit an der Klinik nur ein halber Tag Unterricht gewidmet. Und das, obwohl 10% aller Sprechstundenzeit in der durchschnittlichen Allgemeinpraxis von Blasenentzündungen in Anspruch genommen werden. Unter Blasenentzündung sind hier alle infektiösen oder nicht-infektiösen Entzündungen der Blase und Harnwege zu verstehen, die in der ärztlichen Praxis der Einfachheit halber unter dem Sammelbegriff »Zystitis« (Blasenentzündung) zusammengefaßt werden. Bei den 10% nicht mitgerechnet sind mit Blasenentzündungen in Zusammenhang stehende Erkrankungen wie Scheidenausfluß (Pilze, Trichomonaden) oder Erkrankungen der Gebärmutter.

Häufigkeit in der Sprechstunde

Was bekommen nun die Medizinstudenten in ihrer Ausbildung beigebracht für den Fall, daß eine Frau mit Blasenentzündung in ihre zukünftige Praxis kommt?

- Den Urin auf Bakterien (Keime) untersuchen. Er wird entweder durch kathetern oder durch die Mittelstrahlmethode gewonnen.
- Entweder noch vor dem Ergebnis der Urinuntersuchung oder danach eine zehntägige Behandlung mit Antibiotika verschreiben.
- Die Frau zur Röntgenuntersuchung der Nieren und Harnwege schicken.
- Eine Blasenspiegelung (Zystoskopie) vornehmen lassen.
- Antibiotika verschiedenster Art verschreiben.

Das ist im Grunde genommen alles! Wenn die Patientin dem Arzt gar keine Ruhe läßt, wird man eventuell versuchen, ihr Problem damit abzutun, daß man eine Harnröhrendehnung (Dilatation) vornimmt oder die entzündete Haut in der Harnröhre wegbrennt (Kauterisation). Die Harnröhre (Urethra) ist die kleine Röhre, die von der Blase nach außen führt. Sie ist nicht zu verwechseln mit den Harnleitern (Ureteren), die von der Blase zu den Nieren führen.

Kauterisation

Wenn die medizinischen Ausbildungsinstitute nach 50 Jahren Forschungsarbeit den zukünftigen Ärzten nicht mehr zu bieten haben als diese Informationen, sind die Ärzte in der Praxis für die Misere kaum verantwortlich zu machen. Sie wissen nicht, daß die oben empfohlene Vorgehensweise nicht wirkt. Das merken sie erst, wenn sie das Scheitern ihrer Bemühungen überall mit eigenen Augen sehen.

Unwirksame Vorgehensweise

Natürlich ist man in der Forschung nicht untätig. Die Arzneimittelhersteller wissen nur allzugut, daß ein »neues Heilmittel« gegen Zystitis den Umsatz in die Höhe treibt und sich der Gewinn, den sie wie bisher aus der Medikamentenflut gegen wiederkehrende Blasenentzündungen ziehen, weiter erhöhen wird. Jedes Antibiotikum, für das in medizinischen oder pharmazeutischen Zeitschriften geworben wird, nimmt für sich in Anspruch, immer noch um 10% wirkungsvoller zu sein als das vorhergehende. Diese halb- oder ganzseitigen Werbeanzeigen erscheinen in Zeitschriften in aller Welt. Zystitis ist eine allgemein verbreitete, profitable Krankheit – so viel steht fest! Die Antibiotikahersteller geben dieses Jahr einen nicht öffentlich bekannten, aber mit Sicherheit hohen Geldbetrag dafür aus, daß der Arzt ihre Produkte ständig vor Augen hat. Für die Medikamentenforschung wird viel Geld bereitgestellt, da für diese Investitionen mit hohen Gewinnspannen zu rechnen ist. Anders steht es mit der medizinischen Forschung.

Eine profitable Krankheit

Medizinische Forschung wird fast nur in den Urologischen Abteilungen der Krankenhäuser oder in Urologischen Kliniken betrieben. Man führt Versuche an Tieren durch, die mit Bakterien infiziert werden; es gibt Maschinen, die den Urinfluß messen können und wie kräftig der Urinstrahl ist. Man hält Kongresse ab, auf denen Professoren aus fernen Ländern dem Auditorium ihre bevorzugte neue Operationstechnik zum Aufschneiden des Blasenhalses erklären und ähnliches mehr. Die Forschung sucht immer nach *der Lösung* nach *dem Allheilmittel* – nach einer endgültigen Antwort auf das Problem der rezidivierenden Zystitis, also der wiederkehrenden Blasenentzündung.

Aber offenbar läßt sich diese Antwort nicht finden, und zwar deshalb nicht, weil es nie ein künstliches »Heilmittel« gegen Blasenentzündungen geben wird! Seien Sie darüber nicht traurig. Lieber sollten Sie vor Freude in die Luft springen! Denn wenn Ihnen die eine Tür verschlossen bleibt, öffnet sich dafür doch eine andere. Durch diese Tür können Sie und Ihre Ärzte gehen und lernen, über die Zystitis zu triumphieren. Diese neue Tür hat die Aufschrift

Selbsthilfe

In der modernen Welt von heute sind uns die Kenntnisse unserer Vorfahren verlorengegangen. Wir haben vergessen oder niemals erfahren, wie unsere Urgroßmutter mit ihren körperlichen Gebrechen fertig wurde. Zu Urgroßmutters Zeiten und auch in den Generationen vor ihr gab es keine Krankenschwester und keinen Frauenarzt, der ihre Scheide oder Gebärmutter gründlich inspizierte. Lediglich bei der Geburt eines Kindes kamen mit diesen Dingen vertraute Personen in ihre Nähe, und oft genug war die Schwangere dabei noch in Leintücher und Nachthemd gehüllt. An der Harnblase der Frau bestand kein Interesse – einerseits waren die Frauen zu schamhaft, solche Organe je zu erwähnen, andererseits hatten sie nicht so viele Probleme damit wie die Frauen der heutigen Generation.

Früher weniger Probleme

Urgroßmutter standen keine Antibiotika zur Verfügung. Dafür kannte sie sich mit Aufgüssen heimischer Kräuter aus. Es gab Kamillentee, Pfefferminztee und Petersilientee. Wenn man reichlich davon trank und vielleicht noch etwas Belladonna beimischte, konnte das eine wohltuende Linderung der Blasenbeschwerden bewirken. Das medizinische Denken und Handeln war simpel: Wenn der Urin brannte, dann löschte man den Brand eben mit Wasser, wie sonst auch – mit viel Wasser! Warum sollte diese einfache Methode nicht auch beim Menschen wirken? Alles, was brannte, wurde mit Wasser weggespült. Das Wasser verdünnte den Urin und ließ ihn reichlich strömen. Und mit ihm strömten auch die Bakterien heraus. Man behandelte die Infektion, indem das betroffene Organ dabei unterstützt wurde, sich seiner Krankheit selbst zu erwehren.

Viel trinken

> Im übrigen brauchten sich die Frauen damals nicht so viele Gedanken über die Häufigkeit des Geschlechtsverkehrs zu machen. Ganz einfach deshalb nicht, weil Männer und Frauen in ihren Möglichkeiten damals sehr viel eingeschränkter waren als wir heute.

Es fing damit an, daß sie sehr viel mehr Kleidungsstücke trugen als wir. Es dauerte seine Zeit, bis sie ausgekleidet und wirklich verfügbar waren! Hatte das Liebesverlangen diese trivialen Schwierigkeiten aus dem Weg geräumt, galt es noch, die Hürden der sozialen Verhältnisse zu überwinden. In den Arbeitersiedlungen sprangen mindestens zehn Sprößlinge um die Mutter herum, und ständig kamen Nachbarn hereingeplatzt. Bei Mittel- und Oberschicht mußte man überall neugieriger Dienstboten gewärtig sein, und es gab einen förmlichen, streng geregelten Tagesablauf. Sich tagsüber zu lieben, war praktisch nicht möglich, es sei denn irgendwo verstohlen hinter dem Busch.

In der Nacht gestaltete sich die Angelegenheit zwar etwas einfacher, aber noch immer hatte man gegen hinderliche Kleidung und Kälte zu kämpfen. So ist der Vorwurf vom »männlichen Egoismus« für die damalige Zeit eigentlich ganz ungerecht, weil es manchmal weniger auf rasche Befriedigung des Mannes ankam, als darauf, die Sache möglichst schnell hinter sich zu bringen, bevor einem zu kalt wurde. Es ist nicht gerade erotisierend, im dicken, wollenen Unterhemd und bei rußender Feuerstelle im Bett herumzuturnen. Außerdem verfügte man nicht über unsere modernen Verhütungsmittel, und so fand Beischlaf oft nur zum Zweck des »Kindermachens« statt. Und als Urgroßmutter schließlich herausbekam, woher die kleinen Kinder kamen und sie kein 13. mehr wollte, bezog sie ihr eigenes Schlafzimmer!

Verhütungsmittel

Urgroßmutters Lebenserwartung war natürlich geringer als die der heutigen Frauen. Sie war eine Haussklavin und Gebärmaschine. Wenn der Mann beim Ehegelöbnis die unvermeidliche Schlußfloskel unterschrieb, »bis daß der Tod euch scheidet«, wußte er nur allzugut, daß das schon in neun Monaten oder abermals neun Monaten der Fall sein konnte. Die Frauen starben häufig im Kindbett. Selbst wenn sie dieser ständig drohenden Gefahr für Leib und Leben entgingen, ließen die Anstrengungen sie rasch altern. In der Dritten Welt haben die Frauen heute noch eine Lebenserwartung von nur 45 oder 50 Jahren. Selten erreichen sie die Wechseljahre oder erfassen die damit einhergehenden Veränderungen. Die emanzipierten Frauen von heute haben sich aber mit diesem zusätzlichen Gesundheitsproblem auseinanderzusetzen, das im späteren Leben einer Frau auftritt – ganz abgesehen von all den anderen Gesundheitsrisiken, die das moderne Leben mit sich bringt.

Kindbettsterblichkeit

»Früher oder später werden sich Patienten und Ärzte zusammensetzen müssen, um dieses Thema miteinander zu besprechen – schon wegen der ungeheuren Verbreitung der Blasenentzündungen, mit der die Ärzte allein gar nicht mehr fertig werden.«

Das sind die Worte eines Arztes. Es ist ein ehrliches Eingeständnis, daß die Ärzteschaft, trotz aller auf diesem Gebiet unternommenen Forschungsarbeiten, mit ihrem Latein am Ende ist. Aber was immer Sie von Ihrem Arzt halten mögen – ein Masochist ist er sicher nicht. Ihm wäre auch lieber, wenn es Ihnen endlich besser ginge und Sie aufhören würden, ihm auf die Nerven zu fallen. Er hat die Nase voll von Ihren verzweifelten Hilferufen und Ihren ständigen Sprechstunden-Besuchen. Und vor lauter Verlegenheit und dem Gefühl, versagt zu haben, kann er mitunter recht grob und unwirsch werden: »Ich kann nichts mehr für Sie tun. Sie müssen lernen, sich damit abzufinden und damit fertig zu werden!«

»Ich kann nichts mehr für Sie tun«

Was sollte er auch noch für Sie tun können, wenn er alle einschlägigen Untersuchungen vorgenommen, alle einschlägigen Tabletten verschrieben hat? Er ist nicht der liebe Gott! Ihnen zuliebe kann er auch kein Wunder vollbringen. Höchstens zum Gesundbeter könnte er Sie noch schicken, aber auch da sind Ihre Chancen nur gering!

Das können Sie also vergessen! Aber es wird höchste Zeit, daß Sie über Ihren Körper und Ihre Gesundheit unter neuen Aspekten nachdenken. Höchste Zeit, die Verantwortung für Ihren Körper selbst zu übernehmen und nicht länger gebannt auf den Mann im weißen Kittel zu starren und darauf zu warten, daß er nach dem Rezeptblock greift, um Ihnen weitere Pillen zu verschreiben. Wenn Urgroßmutter sich zu helfen wußte, dann können Sie das auch – mit etwas Unterstützung!

Vor allem wegen der unzureichenden medizinischen Aufklärung und Beratung durch Frauenärzte und Geburtshelfer haben sich in letzter Zeit immer mehr Frauen der Selbsthilfe zugewandt. Aber es gibt noch einen weiteren Grund. Heutzutage verlassen die jungen Mädchen schon früh das Elternhaus, und sie lernen von ihrer Mutter nicht, was diese wiederum von der eigenen Mutter lernte. Die Kluft zwischen Jung und Alt hat sich vergrößert. Man genießt zwar heute mehr sexuelle Freiheiten, aber das bedeutet nicht, daß im Familienkreis mehr über Sexualität gesprochen wird. Es würde uns vermutlich nicht in den Sinn kommen, unsere Mutter zu fragen, was wir tun sollen, wenn uns nach dem Verkehr die Scheide brennt oder weh tut. Und doch war es – bevor Bücher allgemein zugänglich wurden – gerade die mündliche Überlieferung, die den jungen Frauen half, die ersten sexuellen Begegnungen erfolgreich zu bestehen.

Über Sexualität reden

Mündliche Weitergabe

Trifft man eine 70- oder 80jährige Frau gerade in Gesprächslaune an, kann sie einem folgendes erzählen:

»Als ich noch jung war, spielte sich das Leben bei uns auf der Straße ab. Man lebte auf dem Treppenvorplatz, und das war unsere Welt. Wenn jemand im Wochenbett lag, steckten die Frauen unweigerlich die Köpfe zusammen und erzählten sich Geschichten über Freud und Leid beim Kinderkriegen. Und wenn ein Mädchen heiratete, zwinkerten sie sich zu, und jeder in der näheren Umgebung wußte, daß sie in den nächsten drei Monaten ohne Unterhose herumlaufen würde.«

Warum war das so? Und wer hatte dem Mädchen das gesagt? Ganz einfach: Sie wußte es eben, weil sie es auf der Straße aufgeschnappt hatte. Wie aus dem weiteren Inhalt dieses Buches hervorgehen wird, konnte die junge Frau nichts Klügeres tun, als in der Zeit der ersten ehelichen Erfahrungen ohne Unterhose herumzulaufen. Wir, die wir meinen, die Weisheit gepachtet zu haben, ziehen – kaum ist der Beischlaf beendet – unsere verführerischen Nylonspitzenhöschen an und steigen in knallenge »sexy« Jeans.

Aufgabe des Arztes

Sie können von Ihrem Arzt nicht erwarten, daß er Ihnen rät, nach dem Liebesakt keinen Schlüpfer anzuziehen. Es ist nicht seine Aufgabe, den Platz der älteren Frau einzunehmen. Seine Aufgabe ist es, sich um ernstlich kranke Menschen zu kümmern, und Sie sind nicht ernstlich krank.

Da die jüngeren Frauengenerationen mit ihrer eigenen Gesundheit sowie der ihrer Töchter anscheinend zu sorglos umgegangen sind, bedarf es eines Buches, das jene Ratschläge und Verhaltensregeln wieder in Erinnerung bringt, die für die Soforthilfe und zur Vorbeugung von Blasenentzündungen und damit verbundener Krankheiten von Nutzen sind.

Im Jahr 1972 erschien unter dem Titel *Understanding Cystitis* mein erstes Buch für Patientinnen mit Blasenentzündung. Darin war nur ein kurzes Kapitel über Selbsthilfe enthalten, wogegen dieses neue Buch ausschließlich von Selbsthilfe handelt. Eine Frau, die an ständig wiederkehrenden Blasen- oder Scheidenentzündungen leidet, hat gute Aussicht, sich von ihren Krankheitssymptomen zu befreien, wenn sie all die hier dargelegten, medizinisch abgesicherten Ratschläge befolgt.

Medizinisch abgesicherte Ratschläge

In diesem Buch sind mehr Informationen über dieses Thema zusammengetragen als je zuvor. Lesen Sie es aufmerksam und mit Bedacht durch! Halten Sie es stets griffbereit in Ihrer Nähe, damit Sie nachschlagen können, wenn Sie etwas nicht wissen! Und lassen Sie sich von einer neuerlichen, scheinbar aus heiterem Himmel kommenden Attacke nicht entmutigen! Es gibt immer irgendeinen *Grund* dafür, und wenn Sie das verstehen, können Sie dieses Buch immer auf irgendwelche Hinweise hin durchlesen.

Wenn Sie bisher zu bestimmten Zeiten an Blasenentzündungen gelitten haben, werden Sie wahrscheinlich bis an Ihr Lebensende vor einem neuerlichen Ausbruch nicht sicher sein. Bis an Ihr Lebensende werden Sie die Regeln zur Vorbeugung beachten müssen. Das gleiche gilt auch für Scheidenentzündungen. Verzweifeln Sie nicht, wenn Sie mal ein Tief haben oder wenn Ihnen das Alter zu schaffen macht. Bestimmte Abschnitte des Lebens ebenso wie bestimmte Auslöser (z.B. Alkohol) machen Sie ganz besonders anfällig für Blasenbeschwerden. Bei manchen Frauen treten die Beschwerden erst im 50. oder 60. Lebensjahr auf, bei anderen beginnen sie schon im Alter von 13 Jahren oder noch früher. Blasenentzündungen sind ein Frauenleiden, und wir müssen lernen, damit fertig zu werden und es zu überwinden.

Auslöser

2 Zystitis und Urethritis heute

Das Wort Zystitis setzt sich zusammen aus dem griechischen *zyst*, was Hohlraum, Sack oder Blase bedeutet, und der Nachsilbe *itis*, die Entzündung bedeutet.

Heute kennen wir das Wort *zyst* eher im Zusammenhang mit der Zyste, worunter eine Art Geschwulst zu verstehen ist. Die Gedankenverbindung zu ›Blase‹ ist uns im alltäglichen Sprachgebrauch nicht mehr so geläufig und sagt uns wenig. Die Ärzte verwenden für Blasenentzündung den Ausdruck Zystitis und fassen diverse Blasenbeschwerden unter diesem Sammelbegriff zusammen. In zunehmendem Maße differenziert man jedoch genauer und spricht auch von Urethritis (Harnröhrenentzündung) oder, wenn sich keine bestimmten Krankheitserreger in größerer Zahl nachweisen lassen, von unspezifischer Urethritis.

Urethritis

Die Unterscheidung zwischen diesen Begriffen ist wichtig. Eine Blasenentzündung ist etwas anderes als eine Harnröhrenentzündung. Wenn der Mann eine Harnröhrenentzündung hat, spürt er in der Regel einen »feinen«, langgezogenen Schmerz, und es dauert eine Zeitlang, bis stärkere Blasenschmerzen daraus werden. Die Frau hat eine kürzere Harnröhre als der Mann; bei ihr werden aus den »feinen« Anfangsschmerzen recht schnell die sehr viel stärkeren Blasenschmerzen.

Warum sich bei den Frauen so schnell eine Blasenentzündung entwickelt, geht aus den Abbildungen 1 und 2 hervor, auf denen die Harnröhre des Mannes und die vergleichsweise kurze Harnröhre der Frau zu sehen sind.

Eine echte Blasenentzündung ist durch die folgenden Symptome gekennzeichnet:

- Schmerzen beim Wasserlassen,
- häufiger Harndrang,
- gelegentlich blutiger Urin.

Dem Arzt werden diese Symptome meistens beschrieben als Ziehen, Stechen, schneidender Schmerz oder Brennen.

Nierenbeteiligung

Wenn die Entzündung über die Harnleiter zu den Nieren aufsteigt, führt das meist zu dumpfen Schmerzen im Rücken, zu Fieber und allgemeinem Unwohlsein.

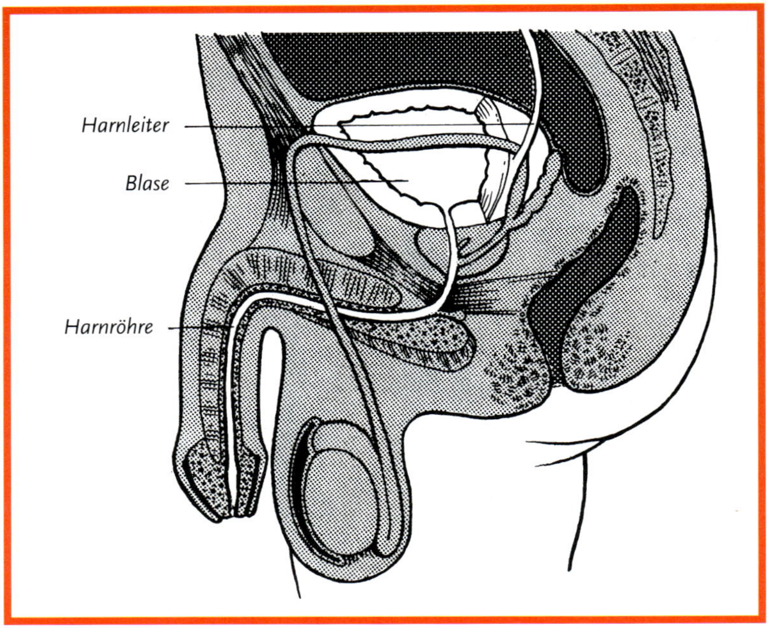

Abb. 1 Seitenansicht der männlichen Harnwege

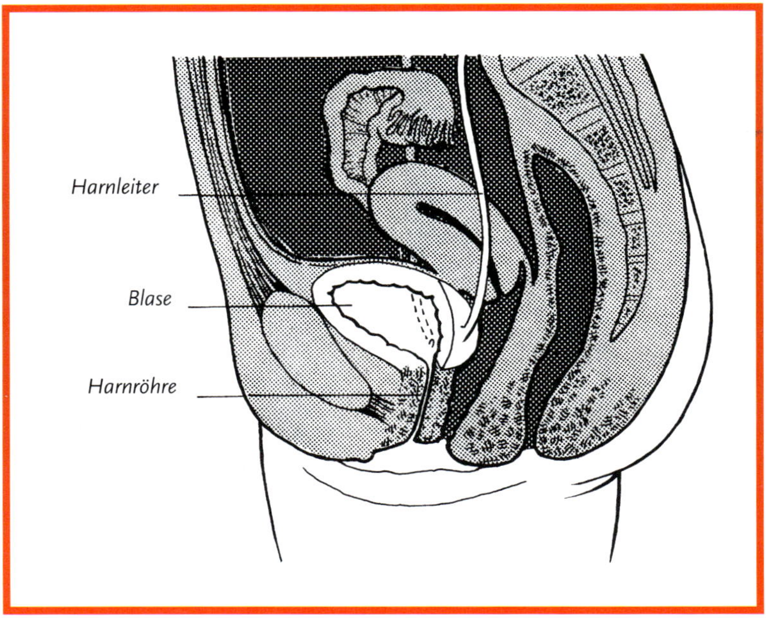

Abb. 2 Seitenansicht der weiblichen Harnwege

Daraus kann sich eine typische Nierenbeckenentzündung entwickeln, die immer gefährlich ist. Haben die Bakterien die Nieren erst einmal erreicht und wird die Infektion nicht behandelt, kann das zu Schäden am Nierengewebe und zur Verminderung der renalen Funktion führen. Eine Nierenbeckenentzündung sollte unbedingt verhindert bzw. sofort behandelt werden. Allzu oft müssen Patienten an eine künstliche Niere angeschlossen werden, nur weil einst eine Niereninfektion nicht rechtzeitig behandelt wurde.

Erste Anzeichen nicht übersehen!

Bereits bei den ersten Anzeichen einer Harnröhrenentzündung (Urethritis) sollte mit den vorbeugenden Selbsthilfemaßnahmen begonnen werden. Das ist ungeheuer wichtig! Zu diesem Zeitpunkt ist es noch möglich, ein Aufsteigen der Krankheitserreger zu verhindern und Schäden an Blase und Nieren vorzubeugen. Sofortige und routinierte Selbsthilfemaßnahmen sind jetzt wichtiger als der Gang zum Arzt. Mißachtet man die ersten Anzeichen des Schmerzes, kann das Ganze sehr schnell schlimmer werden. Eine langwierige medikamentöse Behandlung ist dann kaum noch zu vermeiden.

Die Patientin selbst muß sich ihr Erste-Hilfe-Programm erarbeiten; sie muß es beherrschen und allein durchführen können. Es ist auf jeden Fall besser, gleich beim ersten Ziehen oder Gefühl des Unwohlseins etwas dagegen zu unternehmen, als darauf zu warten, daß es »von allein weggeht«. Mit großer Wahrscheinlichkeit geht es nämlich nicht von allein weg, sondern wird im Gegenteil immer schlimmer werden.

Blut aus der Harnröhre

Schlimmer werden bedeutet in diesem Fall: zunehmende Schmerzen in der Harnröhre, häufigere Gänge zur Toilette, bis Sie schließlich gar nicht mehr vom Klo runterkommen, und eventuell müssen Sie Blut auf dem Toilettenpapier feststellen. Je öfter Sie diese Blasenattacken haben, desto schneller ist das Stadium erreicht, in dem es aus der Harnröhre blutet, denn bei jeder neuen Attacke können sich die alten Wunden wieder öffnen. Der Schmerz, der besonders dann auftritt, wenn der Urin durch die Harnröhre läuft, fühlt sich an, als müsse man »Glasscherben pinkeln«. Man kommt sich vor, als würde man ohne Betäubungsmittel operiert. Jeder kleinste Tropfen des heißen, scharfen Urins, der über die offenen Hautstellen rinnt, ist eine Qual. Hinzu kommt, daß man die wunde Stelle nicht wie eine äußere Verletzung mit Wasser spülen oder kühlen kann. Man kommt an die Stelle nicht heran. Der Schmerz sitzt so tief und ist so schneidend, daß die meisten Frauen nicht auf die Idee kommen, ein einfaches Schmerzmittel könne dagegen helfen. Eine Frau schrieb mir:

»In Ihrer Fernsehsendung sah man einen kurzen Film über eine Frau, die nachts aufstand, um ihren Zystitisanfall zu bekämpfen. Der Film hat sehr deutlich die Einsamkeit und Isolation gezeigt, in der man sich in dieser Situation befindet. Gerade diese mitternächtlichen Anfälle, die einen aus dem Schlaf reißen, während der Mann sanft und selig schlummert, haben eine so verheerende Wirkung aufs Gemüt. Der Mann hat keine Ahnung davon, was in seiner Frau vorgeht und welche Qualen und Depressionen sie durchmacht.«

Verheerende Wirkung aufs Gemüt

Wer nicht sofort ein Erste-Hilfe-Programm bereit hat, wird bald ähnliche Qualen erleiden. Die Verschlimmerung des Zustands kann so schnell vor sich gehen, daß man nicht mehr in der Lage ist, zum Arzt zu gehen. Aufgrund dieser Verzögerung kann die Infektion so rasch fortschreiten, daß Gefahr für ein weiteres Aufsteigen in die Nieren besteht.

Antibiotika

Und was wird Ihnen vom Arzt verschrieben werden? Vermutlich Antibiotika oder Sulfonamide oder ein Fläschchen mit Kaliumzitrat.

Das Kaliumzitrat bekommt man nur schwer hinunter, weil es furchtbar schmeckt, und nachdem man ein paar Löffel davon geschluckt hat, wird einem klar, daß man damit an die Schmerzen in Blase und Harnröhre nicht herankommt. Eine Reihe von Patientinnen nimmt das Mittel natürlich ein, und es hilft sicherlich auch. Ich finde nur, daß einem die Zeit sehr langsam vergeht, wenn man sich vor Schmerzen windet und nichts Direktes dagegen tun kann.

Nebenwirkungen

Antibiotika sind zum Beispiel Bactrim und Furadantin. Furadantin ist wahrscheinlich das bekannteste Präparat. Leider kann es so unangenehme Nebeneffekte haben wie Übelkeit und Erbrechen. Es heißt, daß die unangenehmen Begleiterscheinungen geringer werden, wenn man das Mittel zu den Mahlzeiten einnimmt. Aber das ist keine Garantie. Auch Hautausschläge können als Folge der Antibiotikaeinnahme auftreten. Während der Schwangerschaft können die meisten Präparate verabreicht werden. Weisen Sie den Arzt aber trotzdem darauf hin, wenn Sie eine Gravidität bei sich für möglich halten. Gerade in der ersten bis dritten Schwangerschaftswoche sind die Gefahren einer Organschädigung für das keimende Leben am größten.

Schwanger?

Antibiotika sind die am häufigsten gegen Blasenbeschwerden verschriebenen Medikamente. Glücklicherweise sind die meisten Ärzte inzwischen davon abgekommen, eine mehrwöchige Antibiotikaeinnahme zu verordnen.

Heute wird eine fünftägige Behandlungsdauer mit Antibiotika als ausreichend angesehen, mit einer bakteriologischen Kontrolluntersuchung nach zwei Wochen. Diese Antibiotikamenge ist noch erträglich. Trotzdem muß man damit rechnen, daß die Wirkung der

Medikamente bis zu sechs Wochen nach der Einnahme anhält; so lange kann es dauern, bis die Körperzellen ihre natürliche Funktionsfähigkeit wieder erlangt haben.

Die Wirkungsweise der Antibiotika besteht nämlich darin, alle Bakterien im Körper abzutöten – die guten wie die schlechten. Das bedeutet, daß die Zellen nach der Therapie ihre normale Funktionsweise erst wieder erlangen müssen. Wenn Sie reichlich Vitamine zu sich nehmen, unterstützen Sie diesen Vorgang. Nach mehrwöchiger Antibiotikaeinnahme (von manchen Ärzten bei rezidivierender Zystitis leider immer noch verordnet) fühlt sich die Patientin oft wie ausgepumpt; sie ist schwach und lethargisch, hat auch größere Schwierigkeiten, morgens aus dem Bett zu kommen.

! Eine noch heimtückischere Folge der Antibiotikaeinnahme ist der Scheidenausfluß in Form von Hefepilzen – Weißfluß oder Moniliasis. Es handelt sich hierbei um ein Pilzwachstum; die Pilze haben nach einer Antibiotikabehandlung keine Mühe, sich der der Abwehrkräfte beraubten Körperzellen zu bemächtigen. Sie gedeihen bevorzugt an warmen, feuchten Orten, wie z.B. auf der Zunge, in Mund, Vagina, Darm und After. (Auch bei Männern kann sich Pilzwachstum entwickeln.)

Scheidenausfluß

Der Scheidenbefall mit Pilzen zeigt sich meist an einem austretenden milchigweißen Ausfluß, der auch am Damm herunterlaufen kann. Mit Damm (Perineum) bezeichnet man den Bereich, in dem sich Ihre intimen Körperöffnungen befinden. In dieser warmen, feuchten Umgebung gedeihen die Hefepilze, und sie finden auch leicht den Weg in die Harnröhre. Dort bewirken sie eine Reizung alter Wunden und Narben, und man hat wieder das unangenehme Gefühl, als habe man eine Harnröhren- oder Blasenentzündung. Man geht wieder zum Arzt, und da dieser nicht jedesmal eine gynäkologische Untersuchung auf Scheidenausfluß macht, verschreibt er einem wiederum Antibiotika!

Perineum

Trotz der beträchtlichen Nebenwirkungen, die diese Präparate haben, sind sie zur Behandlung einer fortgeschrittenen Blasen- oder Nierenbeckenentzündung leider notwendig. Auch wenn eine schwere, bakteriologisch nachgewiesene Streptokokkeninfektion vorliegt, sind diese Medikamente leider unerläßlich. Die Schwierigkeit bei Harnwegsinfektionen besteht eben darin, daß man ohne bakteriologische und mikroskopische Untersuchung nie genau weiß, wodurch sie verursacht wurden. Deshalb ist es so wichtig, gleich einen Scheidenabstrich vornehmen zu lassen und den Urin zur Untersuchung ins Labor einzuschicken. Nur wenn die vorhergehenden Urinanalysen stets das gleiche

Streptokokken

Scheidenabstrich

Resultat erbracht haben, nämlich daß sich gewöhnliche Kolibakterien im Urin befanden, können Sie zu Beginn eines Anfalls auf das Eingreifen des Arztes verzichten und darauf bauen, daß sich Ihr Körper, unterstützt von den Selbsthilfemaßnahmen, der aufkommenden Infektion selbst erwehrt.

Aber gleichgültig, durch welche Erreger Ihr Zystitisanfall verursacht wurde, das Selbsthilfe-Sofortprogramm ist immer von Nutzen. Außerdem hilft der sofort abgenommene Urin dem Arzt, die Diagnose zu stellen. Wenn also ein Zystitisanfall auszubrechen droht, sollten Sie gleich mit den Soforthilfemaßnahmen beginnen.

Das Selbsthilfe-Sofortprogramm

Urinprobe

1. Halten Sie stets ein kleines steriles Gefäß mit Schraubverschluß für die abzunehmende Urinprobe bereit. Wischen Sie Ihren Damm mit einem in warmem Wasser getränkten Wattebausch von vorne nach hinten ab. Lassen Sie zuerst etwas Urin in die Kloschüssel laufen, dann den Rest in einen sterilen Meßbecher, der nach Möglichkeit mit einer kleinen Schnauze versehen ist, damit Sie den Urin besser umgießen können. Den so aufgefangenen Harn gießen Sie in das kleine sterile Gefäß mit dem Schraubverschluß. Wenn Sie sich die Urinprobe im Krankenhaus abnehmen, geht der Urin gleich zur Untersuchung ins Labor; nehmen Sie ihn sich zu Hause ab, bewahren Sie ihn am besten so lange im Kühlschrank auf, bis Sie zum Arzt gehen.

Intimbereich immer wieder waschen!

2. Waschen Sie sich die Hände, und wischen Sie wieder mit einem feuchten Wattebausch von vorn nach hinten über den Harnröhreneingang.

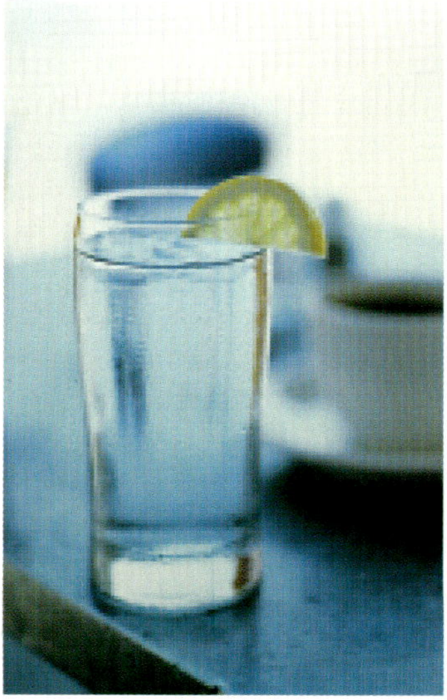

Sooft wie möglich Wasser lassen!

3. Jetzt können Sie daran gehen, die Schmerzen zu lindern und das Aufsteigen der Infektion zu verhindern. Das geschieht, indem Sie Ihre Blase sooft wie möglich leeren. Je mehr Sie trinken, desto verdünnter und damit farbloser wird Ihr Urin. Farbloser Harn brennt gewöhnlich nicht und ist nicht infiziert; dunkler, konzentrierter Urin brennt höllisch und kann infiziert sein. Infizierten Urin erkennt man meistens daran, daß er trübe ist.

Sobald Sie die ersten Anzeichen einer drohenden Attacke, wie Brennen oder Stechen in der Harnröhre, spüren, sollten Sie daher anfangen, viel zu trinken. Trinken Sie nur Getränke, die aus viel Wasser bestehen, dem etwas Geschmack beigefügt wurde. Trinken Sie keine unverdünnten Konzentrate!

Wasser

Zuallererst sollten Sie einen halben Liter warmes oder kaltes Wasser trinken, dem Sie einen Teelöffel Natron (Natriumbikarbonat) zufügen. In den folgenden drei Stunden sollten Sie alle 20 Minuten etwa einen Viertelliter Flüssigkeit trinken – z.B. schwachen Tee, ein verdünntes Fruchtsaftgetränk (keine säurehaltigen Obstsäfte!), einfaches Wasser oder kohlensäurearmes Mineralwasser. Nach 30 bis 40 Minuten sollten Sie versuchen, oft auf die Toilette zu gehen, auch wenn es am Anfang noch etwas brennt. Je mehr Wasser durch die Blase läuft, desto weniger Schmerzen werden Sie spüren.

Das Natronpulver (Natriumbikarbonat) bekommt man in jeder Apotheke oder Drogerie. Es alkalisiert den Urin und bewirkt, daß er nicht mehr so brennt. Amerikanische Ärzte empfehlen manchmal, bei einer Blasenattacke Preiselbeersaft zu trinken. Wer das empfiehlt, war offenbar selbst noch nie in der mißlichen Situation, reine Säure ausscheiden zu müssen. Es kann zwar sein, daß die Säure dazu beiträgt, ein das Bakterienwachstum hemmendes Milieu in der Blase zu schaffen; aber sie schafft es auch, daß Sie vor Schmerzen laut heulen! Wenn Sie (Mineral-) Wasser und jede Stunde den Teelöffel Natron zu sich nehmen, ist es wenigstens auszuhalten, solange, bis es Ihnen gelungen ist, die Bakterien aus Ihrer Blase zu vertreiben. Also denken Sie daran: Drei Stunden lang alle 20 Minuten einen Viertelliter Flüssigkeit trinken; danach können Sie die Flüssigkeitsmenge allmählich verringern.

Alkalisierung

4. Den gestrichenen Teelöffel Natronpulver müssen Sie mehrmals zu sich nehmen. Unsere Ärzte empfehlen, im Lauf von drei bis vier Stunden jede Stunde einen Teelöffel Natron zu nehmen. Diese Menge ist völlig unbedenklich und führt zu keinen Nebenwirkungen. (Patientinnen, die Schwierigkeiten mit dem Blutdruck oder mit dem Herzen haben, sollten vor Einnahme des Natrons ihren Hausarzt um Rat fragen.) Manche Frauen nehmen lieber das Kaliumzitrat oder mischen das Natronpulver des besseren Geschmacks wegen mit Marmelade. Suchen Sie sich die Methode aus, die Ihnen am besten zusagt oder am leichtesten fällt!

Natron mehrmals!

5. Haben Sie eigentlich schon mal daran gedacht, ein ganz einfaches Schmerzmittel zur Linderung bei einer Blasenattacke zu probieren? Viele Frauen kommen nicht auf diese Idee, weil sie glauben, das sei zu einfach. Dabei kann sich ein gewöhnliches Schmerzmittel als äußerst

Analgetika

schmerzlindernd erweisen. Inzwischen müßten drei Schmerzstiller wirksam sein: das Wasser, das Natron und das Analgetikum. Und Sie müßten sich schon etwas besser fühlen.

Füße hoch lagern

6. Bei all diesen Aktionen brauchen Sie nach Möglichkeit einen stillen Ort, an dem Sie Ihre Füße hochlegen können. Am besten legen Sie sich ins Bett; aber ein bequemer Sessel tut es auch.

Wenn Sie im Büro sind, legen Sie sich ein weiches Kissen auf den Stuhlsitz. Erklären Sie den anderen, warum Sie das tun, denn dann fängt man nicht an, die Stirn zu runzeln oder hämische Bemerkungen über Sie zu machen. Erklären Sie Ihr Problem allen, die es hören wollen. Sie werden sehen, daß Sie dann die Unterstützung bekommen, die Sie brauchen. Wenn Sie versuchen, etwas zu verheimlichen, wird es nur komplizierter. Machen Sie sich keine Gedanken, wenn Sie oft auf die Toilette gehen müssen; das gehört dazu! Es ist richtig und wichtig!

Sollten Sie gerade im Hotel sein, wenn Sie Ihr Selbsthilfeprogramm beginnen, bestellen Sie sich mindestens ein halbes Dutzend Flaschen (Mineral-)Wasser aufs Zimmer. Sie werden sie alle brauchen und müssen sich nicht jedesmal bei einer Nachbestellung durch neugieriges Hotelpersonal stören lassen.

Wärmflaschen

7. In dieser Situation kann es äußerst wohltuend sein, eine Wärmflasche zu haben. Manche Frauen verwenden zwei Wärmflaschen: Eine kommt in den Rücken und die andere, nicht ganz so heiße oder gut eingewickelte Wärmflasche unter oder vor das Gesäß. Das ist eine richtige Technik. Gehen Sie in die Hocke, oder legen Sie sich so hin, daß Ihre Knie hochgezogen sind, und schieben Sie die Schamlippen auseinander. Legen Sie die Wärmflasche vorsichtig dazwischen, so daß Harnröhren- und Scheidenöffnung die Wärme direkt zu spüren bekommen. Natürlich dürfen Sie sich dabei nicht verbrennen. Aber wenn die Innenseite Ihrer Oberschenkel leicht gerötet sein sollte, macht das nichts. Der erwünschte Effekt dieser Prozedur ist es, die Haut um die Harnröhrenöffnung wärmer zu machen, noch wärmer als den Urin. Wenn Sie dann wieder auf die Toilette gehen, wird Ihnen Ihr Urin kühler vorkommen, weil die Haut drum herum wärmer ist. Versuchen Sie es; Sie werden merken, wieviel angenehmer es ist und daß der Urin dann nicht so brennt.

Das Brennen wird vermindert

8. All das Wasser, das Sie zu sich nehmen, nützt nichts, wenn Sie es nicht bald wieder ausscheiden. Meistens wird die Blase durch den Harndrang in Bewegung gehalten; aber das geschieht nicht immer. In diesem Fall sind harntreibende Mittel (Diuretika) zu empfehlen. Harn-

Diuretika

treibende Medikamente müssen vom Arzt verschrieben werden, und nicht jeder Arzt findet sich in dieser Situation dazu bereit.

Aber solche harntreibenden Mittel haben Sie auch bei sich im Haushalt. Wenn Sie z.B. alle Stunde eine Tasse starken, schwarzen Kaffee trinken, unterstützen Sie damit die Harnausscheidung. Abgesehen von diesem Selbsthilfe-Sofortprogramm sollten Blasenleidende jedoch keinen Kaffee trinken! Auch schwarzer Tee kann eine harntreibende Wirkung haben. Unter *keinen* Umständen sollten Sie jedoch während des Zystitisanfalls Alkohol trinken, der bekanntlich auch harntreibend wirkt! Erkundigen Sie sich in Ihrem Reformhaus nach anderen Lebensmitteln oder Produkten mit harntreibender Wirkung. Geben Sie die Suche nicht auf, bis Sie etwas gefunden haben, was Ihnen persönlich zusagt!

9. Schließlich sollten Sie nicht vergessen, die Harnröhrenöffnung nach jedem Gang zur Toilette mit einem in warmem Wasser getränkten Wattebausch abzuwischen. Natürlich werden Sie den Dammbereich nie völlig steril halten können, aber zumindest verringern Sie die Gefahr der Verunreinigung durch Bakterien.

Möglichst sauberer Dammbereich

Mit diesem schrittweisen Vorgehen können Sie einen Zystitisanfall beträchtlich abmildern, wenn nicht gänzlich stoppen. Außerdem hilft dieses Selbsthilfeprogramm Ihrem Arzt, die Ursache für die Attacke herauszufinden. Damit sind wir wieder bei der Urinprobe, die Sie sich zu Beginn des Anfalls abgenommen haben.

Meistens sind es Kolibakterien, die die Attacke verursacht haben. Wenn man *Escherichia coli* früh genug mit einer Wasserflut aus Blase und Harnröhre hinausspült, ist keine weitere Behandlung notwendig. Aber was ist, wenn es andere Bakterien sind? Bei einer Infektion mit Streptokokken (Enterokokken) wird das Sofortprogramm sicher Linderung verschaffen, aber die Symptome werden nicht völlig weggehen.

Escherichia coli

Noch während die Urinprobe zur Untersuchung im Labor ist, merkt man meist selbst, ob die Harnröhre nach dem dreistündigen Selbsthilfeprogramm »in Ordnung« ist oder nicht. Falls sich aufgrund der Urinkultur herausstellt, daß es wirklich Streptokokken (Enterokokken) waren, dann ist eine kurze, aber starke Antibiotikagabe angebracht. Wenn Sie während der zweieinhalb Tage, die die Harnanalyse normalerweise in Anspruch nimmt, mit der ständigen Flüssigkeitszufuhr fortfahren, können Sie die Schmerzen in erträglichen Grenzen halten. Ihr Arzt kann Ihnen dann gezielt das geeignete Antibiotikum verordnen, auf das »Ihre« Bakterien ansprechen.

Enterokokken

! Das Resultat der Urinuntersuchung lautet vielleicht »keine signifikanten Bakterien« also keine Krankheitserreger in übermäßig hoher Anzahl vorhanden –, aber Sie haben immer noch das Gefühl, daß Ihre Harnröhre nicht in Ordnung ist. Was nun? Bitten Sie den Arzt, einen Vaginalabstrich vorzunehmen. Bestehen Sie darauf, und zögern Sie auch nicht, falls nötig, für den Abstrich einen anderen Arzt aufzusuchen. Normalerweise macht man drei Abstriche, die sofort unter das Mikroskop kommen. Wahrscheinlich stellt sich jetzt heraus, daß Sie Scheidenausfluß haben.

Dieser Ausfluß ist vermutlich schuld daran, daß Ihr Selbsthilfe-Sofortprogramm nicht ausreichte, um alle Symptome zum Verschwinden zu bringen. Solange gegen den Ausfluß nichts unternommen wird, bleibt Ihre Harnröhre mit davon betroffen, und Sie werden sich unbehaglich fühlen; das kommt daher, weil Harnröhre und Scheide so dicht beieinanderliegen.

Ich höre schon die Protestrufe der Frauen, die sagen: *»Alles schön und gut, aber wir haben andauernd Blasenbeschwerden, und in den Urinkulturen oder Scheidenabstrichen sind nie irgendwelche krankmachenden Bakterien zu finden!«*

Immer negative Harnanalyse

Dazu ist erstens zu sagen, daß diese Frauen nicht die akute Blasenentzündung haben, wie wir sie zu Anfang dieses Buches definiert haben. Und zweitens ist die Zuverlässigkeit der Urinuntersuchung mit der Mittelstrahlmethode ein stetiger Zankapfel unter den Medizinern.

Mittelstrahlurin

Wenn man den Urin nicht in der Klinik abnimmt, wo er sofort im Labor analysiert werden kann, muß der Harn in Ihrem kleinen sterilen Behälter lange warten, bis er endlich unters Mikroskop kommt. Angenommen, Sie nehmen Ihren Urin morgens um 3.00 Uhr zu Hause ab, bringen ihn um 11.00 Uhr zum Arzt, und dieser schickt ihn am gleichen Nachmittag ins Labor, dann sind die Chancen schon gering, daß sich die ursprünglichen Bakterien noch identifizieren lassen. In dem kleinen Urinbehälter finden die Bakterien nicht die notwendige Nahrung, und so sterben sie ab und sind nur mehr schwierig nachzuweisen. Wenn nicht genug weiße Blutkörperchen vorhanden sind, sondern nur die ursprünglichen Krankheitserreger, die inzwischen abgestorben oder sehr viel weniger geworden sind, ergibt das manchmal jenes irreführende Resultat »Befund negativ« oder »ohne signifikante Bakterien«. Morgens um 3.00 Uhr hätte das Ergebnis vielleicht noch anders ausgesehen.

! Die Schulmedizin besteht darauf, daß der Arzt mit einer chemotherapeutischen Behandlung erst beginnen darf, wenn festgestellt worden ist, um welche Bakterienart es sich handelt und auf welches

Medikament die Bakterien ansprechen. Folgt er dieser Regel, so bedeutet das, daß er die Patientin in den zweieinhalb Tagen bis zum Ergebnis der Bakterienkultur praktisch ohne Hilfe lassen muß.

Das kann verheerende Folgen haben. Noch am selben Tag kann die Infektion die Nieren erreichen, und die Patientin krümmt sich vor Schmerzen. Sie kann bis zu 40° C Fieber bekommen und nahezu das Bewußtsein verlieren. Mit dem Blut werden dann die sich stetig vermehrenden Bakterien durch den ganzen Körper getragen. Den Nieren droht eine nicht wieder gutzumachende Schädigung, und die Erkrankung kann zwei bis drei Wochen Bettruhe erfordern.

Anläßlich eines Fortbildungskurses für praktische Ärzte über das Thema Harnwegsinfekte gaben kürzlich *alle* anwesenden Ärzte zu, daß sie Blasenentzündungen bei ihren Patientinnen nicht nach Lehrbuch behandeln können und wollen. Ein Allgemeinarzt sagte:

Nicht gemäß Lehrbuch

»Ich kann eine Frau, die offensichtlich große Schmerzen hat, nicht ohne ärztlichen Beistand und ohne medikamentöse Behandlung wegschicken. Sicher spreche ich hier im Namen aller meiner Kollegen. Es fällt mir um so leichter, da ich weiß, daß bei dieser Diskussion keine Bakteriologen oder Urologen anwesend sind!«

Man sah zustimmendes Kopfnicken. Aber trotzdem machte keiner der Anwesenden einen besonders zufriedenen Eindruck. Die Ärzte wußten nur allzugut, daß das eine riskante Behandlung auf gut Glück ist, die anschlagen kann oder auch nicht, und daß die erzielte Besserung unter Umständen nur vorübergehend ist.

Riskante Behandlung

Angesichts der ohnehin fragwürdigen Ergebnisse der Bakterienkulturen und der dringend Hilfe benötigenden Patientinnen zogen es alle Ärzte vor, Antibiotika zu verschreiben. In der Reihenfolge der Wichtigkeit gaben sie folgende Gründe dafür an:

- Mitgefühl,
- mangelnde Verläßlichkeit der Mittelstrahlurin-Methode,
- Zeitmangel (es geht schneller, ein Rezept auszustellen, als Fragen zu stellen),
- die Gewißheit, daß die unangenehmen Symptome nachlassen werden,
- ungetrübteres Arzt-Patient-Verhältnis.

Das Selbsthilfeprogramm der Patientin befreit den Arzt aus seinem Dilemma und ermöglicht ihm, eine lehrbuchgemäße, aber dennoch menschliche Medizin auszuüben.

Was kann das Selbsthilfeprogramm bewirken?

- Keine Schmerzen mehr, während man auf die Ergebnisse der Urinuntersuchung wartet.
- Keine blindlings verschriebene Antibiotikabehandlung mehr.
- Kein Fieber und keine Nierenbeckenentzündung.
- Keine Schädigung der Nieren.
- Keine durch Medikamente verursachten Nebenwirkungen.
- Schnellere Rückkehr zum normalen Leben für die Patientin.

Man braucht nur zu einem ungeeigneten Zeitpunkt, z.B. an einem Wochenende oder in den frühen Morgenstunden, einen akuten Zystitisanfall zu haben, um bald zu merken, welche Vorteile so ein Selbsthilfeprogramm gegenüber dem bislang praktizierten ärztlichen Vorgehen hat (siehe Tabelle).

Das Selbsthilfeprogramm und die ungezielte Antibiotikaeinnahme sind als »Erste Hilfe« zu verstehen. Sie helfen nur für *diesen* akuten Zystitisanfall. Sie müssen sich darüber im klaren sein, daß weitere Attacken zu erwarten sind, solange der Grund für Ihre Zystitis nicht geklärt ist. Manche Frauen haben in ihrem ganzen Leben nur einen Zystitisanfall, und das beschriebene Selbsthilfeprogramm ist nie wieder notwendig! Aber eine beträchtliche Zahl von Patientinnen leidet an immer wiederkehrenden Blasenentzündungen, die mehrmals im Jahr oder, traurig genug, jeden Monat oder noch öfter auftreten.

Auf Rückfälle vorbereitet sein

Diesen Frauen ist das vorliegende Buch gewidmet; es soll ihnen helfen, mit ihrem Problem fertig zu werden.

Antibiotika	*Selbsthilfeprogramm*
Die Patientin muß warten, bis Arztpraxen und Apotheken geöffnet sind. Sie muß zweieinhalb Tage auf die Ergebnisse der Urinuntersuchung warten und weitere zwölf Stunden, bis die Antibiotika Wirkung zeigen.	Die Frau kann sofort mit der Selbsthilfe beginnen. Sie muß nicht warten.
Die Patientin muß insgesamt drei bis vier Tage bis zur Linderung ihrer Krankheitssymptome warten. Selbst bei »blindlings« verschriebener Antibiotikatherapie muß sie zwölf Stunden warten, bis die Symptome nachlassen.	Linderung oder völliges Verschwinden der Symptome nach drei bis vier Stunden.
Aufgrund der untätig verstrichenen Zeit kommt es zu	
der Gefahr einer Nierenbeckenentzündung	keine Gefahr
heftigen Schmerzen	nur geringfügige Schmerzen
Blutaustritt aus der Harnröhre	kein Bluten
ein bis drei Wochen Arbeitsunfähigkeit	Nach vier Stunden kann die Patientin wieder arbeiten.
Kosten für teure Medikamente	ein Päckchen Natron
Mögliche unerwünschte Wirkungen:	
Scheidenentzündung (Hefepilze, Weißfluß, Moniliasis)	keine
Übelkeit	
Durchfall	
Depressionen	Zuversicht
Antibiotikaresistenz	keine Resistenz

3 Wie die Diagnose gestellt wird

Den Gedanken an ein *Allheilmittel* können Sie vergessen! Es gibt keines, und es wird auch nie eines geben, da Blasenentzündungen nur Folge einer bestimmten Ursache sind.

Zuerst sollten Sie sich überlegen, wodurch Ihre ständigen Attacken verursacht sein könnten, und dann sollten Sie Ihre Überlegungen mit Ihrem Arzt besprechen. Sie sollten sich die naheliegende und für viele Frauen gar nicht so schwer zu beantwortende Frage stellen: *Wann haben meine Blasenattacken angefangen?*

Beginn des Leidens

Gewöhnlich fällt der Zeitpunkt der ersten Attacke in ein bestimmtes Lebensalter oder hat mit einem bestimmten Ereignis zu tun. Mit den folgenden sieben Punkten eines Frauenlebens können die Attacken in Beziehung stehen:

- Kindheit,
- Pubertät,
- Aufnahme regelmäßigen Geschlechtsverkehrs,
- Schwangerschaft,
- Geburt eines Kindes,
- Wechseljahre,
- Gebärmutterentfernung.

Wenn man gründlich nachdenkt, lassen sich die Harnwegsbeschwerden relativ oft mit den genannten Punkten in Verbindung bringen. Aber natürlich kann es auch andere Zusammenhänge geben. Wenn Sie die Ursache oder Ursachen für Ihre Zystitis suchen, sollten Sie vor allem auf die Dinge achten, die Ihre *eigene* Person betreffen. Die Erfahrungen Ihrer Nachbarin oder Freundin müssen nicht unbedingt auch für Sie zutreffen.

! Auch Ärzte machen oft den Fehler, jede Frau mit Blasenentzündung in eine bestimmte Schablone pressen zu wollen. Das ist mit ein Grund, warum bei so vielen ärztlichen Untersuchungen nichts herauskommt. Passen die Beschwerden der Patientin nicht in das Bild, das der Arzt von dieser Krankheit hat, oder bleiben alle durchgeführten Tests ohne Befund, dann versteht er die ganze Sache nicht mehr. Daß Ihr Körper im Lauf der Zeit seine ganz eigenen Empfindlichkeiten und seine ganz eigene Symptomatik entwickelt hat, zieht er – weil zeitraubend – oft nicht genügend in Betracht.

Natürlich hat die ärztliche Behandlung, ebenso wie die Selbsthilfe, in jedem der oben genannten Zeitabschnitte ihren angemessenen Platz. Und natürlich ist es wichtig, vom Arzt eine Diagnose gestellt zu bekommen. Sobald aber ein Blasenproblem in verschiedene ärztliche Fachrichtungen fällt, wird es schon schwieriger, die ärztlichen Bemühungen zu koordinieren und die angemessene Unterstützung zu bekommen.

Verschiedene Fachrichtungen

Steht einmal fest, daß Sie eine Zystitispatientin sind, dann wird man Sie an den Urologen überweisen. Er wird Sie einer Reihe von Tests unterziehen wollen. Diese Untersuchungen sind äußerst wichtig. Man kann zwar mit nur einer Niere leben, aber nicht ganz ohne Nieren! Wie es der Zufall so will, haben Sie bestimmt am Tag des lange vorher vereinbarten Termins Ihre Periode, oder Ihr Urin ist, zwischen zwei Blasenattacken, völlig in Ordnung. (In ärztlichen Fachkreisen wird viel darüber diskutiert, ob die Urologischen Abteilungen nicht offen geführt werden sollten, d.h. ob nicht Patientinnen bei einem aktuen Anfall zu jeder Tages- und Nachtzeit Zutritt haben sollen.)

Zum Urologen

Offene Urologische Abteilungen

Nachdem man also von der Krankenschwester einen klaren, nicht übelriechenden Urin abgenommen bekommen hat, wartet man darauf, in die Röntgenabteilung verfrachtet zu werden. Endlich kommt der Röntgenassistent und spritzt Ihnen eine Flüssigkeit in eine Vene. Der Arzt sollte Ihnen vorher erklären, daß nach dieser Kontrastmittelinjektion die Muskeln in Armen und Beinen prickeln werden; aber das Ganze ist nicht schmerzhaft.

Kontrastmittelinjektion

Auf seinem Bildschirm kann der Röntgenarzt beobachten, wie sich das Kontrastmittel ausbreitet und sehr schnell die Nieren erreicht. Das ist so ähnlich wie mit dem Barium, das man bei einer Röntgenuntersuchung des Magen-Darm-Kanals schluckt. Bei Ihnen zeigt das Kontrastmittel die genaue Lage und die Umrisse der Nieren und Harnleiter an. Der Spezialist kann anhand des Röntgenbilds jede ungewöhnliche Krümmung, Verdickung oder Behinderung des Urinabflusses erkennen.

Miktionszystogramm

Der Urologe wird vielleicht auch ein Miktionszystogramm von Ihnen anfertigen wollen. Dafür ist es notwendig, daß Sie aufrecht vor dem Röntgenapparat stehen und in eine dafür vorgesehene Schüssel Wasser lassen. Wieder beobachtet der Röntgenarzt ganz genau, wie sich die Blase allmählich füllt und der Urin durch die

Harnröhre zu fließen beginnt. Er kann dann feststellen, ob sich die Blase richtig leert oder ob es irgendwo ein Hindernis bzw. eine Funktionsstörung gibt.

Intravenöses Pyelogramm

Wenn Sie blasenleidend sind und der Arzt noch nie solch ein intravenöses Pyelogramm (IVP) oder Ausscheidungsurogramm (AUG) bei Ihnen hat machen lassen, dann *verlangen* Sie es! Ich habe von einem Fall gehört, in dem eine Frau seit ihrer Kindheit an Zystitis litt; sie war 25 Jahre alt, und auch ihre Mutter und Großmutter hatten eine Krankheitsgeschichte mit Zystitis. Bei keiner der Frauen wurde je eine Röntgenuntersuchung der Nieren vorgenommen!

Sind bei Ihnen Urintests und IVP negativ, befallen Sie vermutlich düstere Gedanken. Sie hatten gehofft – und auch Ihr Hausarzt hoffte es –, daß irgend etwas gefunden würde. Jetzt ist Ihrem Hausarzt klar, daß ihm nichts anderes übrigbleiben wird, als Ihnen bis zum Sankt-Nimmerleins-Tag Antibiotika zu verschreiben. Sie werden sich damit nicht abfinden wollen, ihm eine Szene machen und auf weiteren Untersuchungen bestehen. Eine Untersuchung, die er noch vornehmen lassen kann, ist die Blasenspiegelung (Zystoskopie). Eine Frau beschrieb ihre Erfahrungen damit so:

Zystoskopie

»Ich kann den Gedanken an eine Narkose nicht ertragen, weil ich nicht viel Unterschied sehe zwischen einem mir aufgezwungenen Schlaf und dem Tod. Als ich erfuhr, daß diese Untersuchung unter Narkose durchgeführt werden sollte, hatte ich furchtbare Angst. Ich sprach mit meiner Fachärztin, und sie meinte, eine Vollnarkose sei keineswegs nötig; wenn es mir nichts ausmache, mit gespreizten Beinen vor dem Arzt und einem halben Dutzend Krankenschwestern zu liegen, genüge eine örtliche Betäubung vollkommen. Nach all den gynäkologischen Untersuchungen, die ich hinter mir hatte, war es mit meiner Scham längst vorbei und sollte dies meine geringste Sorge sein.

Die Nacht vor der Zystoskopie verbrachte ich im Krankenhaus. Als ich eine Krankenschwester fragte, wie die örtliche Betäubung verabreicht würde, sagte sie mir, das geschehe durch eine äußerst schmerzhafte Injektion in die Harnröhrengegend. Meine Aufregung steigerte sich noch, als mich vor dem Operationssaal eine Krankenschwester überreden wollte, »etwas Lachgas« einzuatmen, da die »Operation« sicher schmerzhaft sei. Ich lehnte ab. Dann ging ich in den Operationssaal und kam mir dabei vor wie jemand aus dem Mittelalter, dem man ohne jede Betäubung den Bauch aufschlitzt.

Schmerzlose Spiegelung

Aber die Blasenspiegelung tat überhaupt nicht weh und war kein schreckliches Erlebnis! Meine Beine waren auf Schienen hoch gelagert, aber alle intimen Bereiche, die nicht unmittelbar mit der Untersuchung zu tun hatten, waren sorgfältig mit einem grünen Tuch abgedeckt. Das unangenehmste Gefühl war, »rückwärts urinieren« zu müssen (wie der Arzt sagte), und das war, als das schmerzbetäubende Gel in die Harnröhre eingeführt wurde. Der Arzt und die Krankenschwestern unterhielten sich mit mir, und der Urologe sagte mir immer genau, was er als nächstes tun würde. Die drei bis vier Minuten, die die Spiegelung dauerte, waren weder unangenehm, noch hatte ich Angst. Ich ärgerte mich über mich selbst, weil ich Leuten geglaubt hatte, die die Untersuchung gar nicht aus eigener Erfahrung kannten.«

Eine Blasenspiegelung ist ein kleinerer Eingriff, der mit einem Zystoskop genannten Instrument für gewöhnlich unter Lokalanästhesie durchgeführt wird. Mit dem Zystoskop kann der Urologe in die Blase sehen und die Beschaffenheit der Blasenschleimhäute und des Urins feststellen. Beim Einführen des Instruments merkt der Urologe außerdem, ob er eine Frau mit gesunden Harnwegen vor sich hat oder eine mit häufigen Entzündungen. Durch das Einführen des Instruments werden nämlich alte Harnröhrenwunden wieder aufgerissen, und die Neigung zu Schleimhautblutungen zeigt dem Urologen an, daß es hier häufig Entzündungen gab.

Machen Sie sich darauf gefaßt, daß es weh tut, wenn Sie das erste Mal nach der Blasenspiegelung auf die Toilette gehen! Halten Sie sich an die Regeln des Selbsthilfeprogramms, und tun Sie so, als würde es sich um eine bevorstehende Zystitisattacke handeln. So befreien Sie sich am besten von den Schmerzen. Wenn der Arzt an Ihrer Harnröhre sieht, daß sie oft entzündet war, hat er die Möglichkeit, die entzündeten Hautstellen wegzubrennen (dieser Vorgang wird Kauterisation genannt), oder er verschreibt Ihnen eine längere Antibiotikaeinnahme. Nichts von beidem hilft wirklich. Ihre Zystitisanfälle werden trotzdem wiederkommen.

Also gehen Sie zurück zu Ihrem Hausarzt. Dieser ist, nach all den Überweisungsschreiben an andere Fachärzte, überhaupt nicht erfreut, Sie wiederzusehen, zumal sich Ihr Zustand nicht gebessert hat. Er weiß nicht, was er noch für Sie tun könnte. Hielte er sich nur an die Lehrmeinung, müßte er wirklich glauben, daß Sie viel Tamtam um ein kleines Wehwehchen machen – schließlich sind alle Tests und Untersuchungen negativ und ohne Befund gewesen. Vielleicht bilden Sie sich alles nur ein!

Einbildung?

»Aber, Herr Doktor, wenn es blutet, kann ich mir das doch nicht einbilden!«

Jetzt ist er eingeschnappt, aber er hat keinen Grund dazu.

Weibliche Anatomie

Da mehr Frauen als Männer an Blasenentzündung erkranken, haben vielleicht die weiblichen Fortpflanzungsorgane etwas damit zu tun? Die Erforschung der Zystitisursachen im Fach Gynäkologie ist eine absolut neue Sache. Die Vorstellung, daß die Gynäkologie bei Zystitisproblemen helfen könnte, setzt sich erst allmählich durch, und erst wenige Klinikchefs beschäftigen einen Gynäkologen in ihrer Urologischen Abteilung.

Zum Gynäkologen

Wenn Ihr Hausarzt Sie nicht von sich aus zum Gynäkologen überweist, dann bestehen Sie darauf. Mit freundlicher Miene setzen Sie sich bei Ihrem geplagten Arzt sicher besser durch als mit lautstarkem Auftreten. Aber, falls nötig, sollten Sie auch davor nicht zurückschrecken. Wenn er auch darauf nicht reagiert, sollten Sie den Arzt wechseln. Zur Not können Sie auch in die Ambulanz einer Gynäkologischen Klinik gehen und dort einen Vaginalabstrich vornehmen lassen. Dort wird man feststellen, ob Sie einen krankhaften Ausfluß oder eine krankhafte Veränderung der Gebärmutter haben. Falls nötig, überweist man Sie von dort aus auch an den Arzt für Haut- und Geschlechtskrankheiten.

Vaginalabstrich

In den meisten Fällen sind die weiblichen Fortpflanzungsorgane (Gebärmutter und Eierstöcke) die tieferliegende Ursache für wiederkehrende Zystitisanfälle!

Wenn das Selbsthilfeprogramm zur Vorbeugung versagt, sollten Sie sich auf jeden Fall gründlich vom Gynäkologen untersuchen lassen. Im Zweifelsfall suchen Sie ruhig mehrere Gynäkologen auf. Haben Sie Geduld mit der Fähigkeit Ihres Körpers, seine organischen Mängel zu verbergen. Denken Sie daran: Was in den Augen des einen Arztes völlig gesund aussieht, ist in den Augen eines anderen als krankhafter Zustand zu werten.

Die Arztbesuche werden natürlich erschwert, wenn Sie in einer abgelegenen Gegend wohnen oder auf dem Land, wo es nur ein kleines Kreiskrankenhaus gibt. Unter Umständen müssen Sie erst eine lange Reise machen und eine Menge Geld ausgeben, bevor Sie einmal gründlich untersucht werden. Ist Ihr Leidensdruck jedoch groß genug, werden Sie die Mühe auf sich nehmen.

Leidensdruck

Im Grunde genommen sind es ganz einfache Tests und Untersuchungen, mit denen man klarstellen kann, ob bei Ihnen schwerwiegende organische Mängel vorliegen. Wurde die Möglichkeit solcher Organschäden oder Anomalien ausgeschlossen, müssen Sie sich erneut mit Ihrem Arzt zusammensetzen und nach anderen Ursachen für Ihre Zystitis forschen.

! Sie selbst können eine Menge zur Lösung des Problems beitragen. Machen Sie sich Notizen über den Verlauf Ihrer Anfälle, und denken Sie darüber nach, wodurch sie ausgelöst sein könnten! Im übrigen ist die richtige Vorbeugung – wie später noch ausführlicher erläutert wird – überaus wichtig. Als sogenannter hartnäckiger Fall sind Sie eigentlich nur noch Gott befohlen. Aber Sie dürfen aufatmen: Wirklich »hartnäckige Fälle« sind ganz selten. Die Blasenprobleme der meisten Frauen sind mit Hilfe von Gynäkologie, Urologie und diesem Buch lösbar!

4 Der Einfluß von Getränken und Nahrungsmitteln

Drei Hauptsymptome

Nicht jede sogenannte Blasenentzündung ist wirklich eine Blasenentzündung. Denken Sie an die drei Hauptsymptome: Schmerzen, Harndrang und Bluten! Leider genügt es schon zu sagen »Mein Urin brennt«, um den Arzt zu seinem Rezeptblock greifen zu lassen, während er einem erklärt, man habe Blasenentzündung.

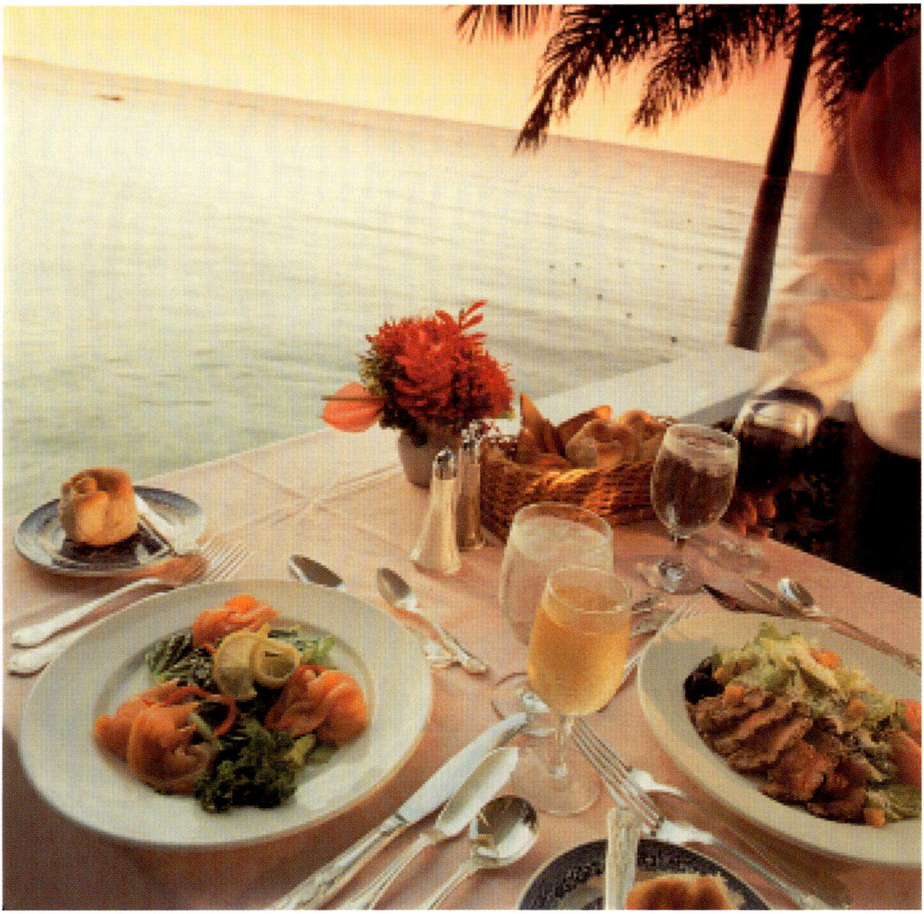

Brennender Urin allein besagt noch nicht, daß Sie wirklich eine Infektion oder Entzündung haben. So kommt es immer wieder zu großer Verwunderung, wenn sich herausstellt, daß der Befund des so sorgfältig abgenommenen Urins negativ ist. Leider verschreibt die überwiegende Mehrzahl der Ärzte in solchen Fällen immer noch Antibiotika – weil sie einen schnell wieder loswerden möchten und weil sie den Anschein erwecken wollen, einem zu helfen. Der Arzt weiß, daß die Patientin von ihm ein Rezept *erwartet* und daß sie Ärger machen könnte, wenn er ihr nichts verschreibt. So geht er einer Diskussion lieber aus dem Weg.

Erwartungshaltung

Um zu wissen, wie es dazu kommt, daß der Urin brennt und beißt, müssen wir wissen, wie er normalerweise zu sein hat. Normaler Harn tut nicht weh, er sticht nicht, er brennt nicht, und er beißt nicht. Wenn Ihr Urin so ist, dann ist er normal für *Sie*. Wenn Sie sich Ihren Urin anschauen, wenn es Ihnen gerade einmal gut geht, werden Sie sehen, daß er eine topasfarbene, goldgelbe, manchmal sogar noch hellere Färbung hat. Manchmal ist er sogar farblos. Dieser Urin mischt sich mühelos mit dem Wasser in der Kloschüssel und bleibt klar. Bei näherer Prüfung in einem kleinen Glasbehälter zeigt sich, wie klar er ist und daß er nicht riecht oder zumindest nur sehr schwach.

Brennender Urin fällt in dicken Tropfen in die Kloschüssel. Er hat eine braune Farbe, riecht scheußlich, tut beim Ausscheiden schrecklich weh, und die ausgeschiedene Menge ist gewöhnlich sehr gering. Macht man sich die Mühe, diesen Urin ungefähr einen Tag lang in einer Untertasse stehenzulassen – solange, bis er verdunstet ist –, dann stellt man fest, daß eine dünne Schicht mit Kristallen zurückbleibt. Diese Kristalle kommen unter anderem von der Harnsäure.

Harnsäure

Die Harnsäure wird in den Nieren produziert. Sie läuft mit der wäßrigen Flüssigkeit und den Abfallstoffen in die Blase hinunter, und alles zusammen bildet den Urin.

Brennender Urin enthält nicht notwendigerweise übermäßig viel Harnsäure; es kann auch sein, daß er einfach nicht ausreichend mit Wasser verdünnt ist. Es gibt zwar Frauen, die zuviel Harnsäure in den Nieren produzieren, aber diese Fälle sind eher die Ausnahme.

Auch normaler Urin enthält Harnsäure, da diese Säure ein normaler Bestandteil des Urins ist. Man kann sie also nicht einfach entfernen. Bestenfalls erreicht man ein zeitweiliges Alkalischsein des Urins oder für ein paar Stunden einen sehr verdünnten Urin. Die Nieren werden nach wie vor Harnsäure produzieren. Sie müssen nur lernen, deren negative Auswirkungen – z.B. das Brennen nach dem Wasserlassen – unter Kontrolle zu bringen.

Wenn Sie das Gefühl haben, ständig auf die Toilette gehen zu müssen, so kann das daher kommen, daß der Harnsäuregehalt Ihres Urins überdurchschnittlich hoch ist. Er reizt einfach Ihre Blasennerven. In der Blase befinden sich die Blasennerven sehr dicht unter der Blasenschleimhaut. (Das muß so sein, damit Sie rechtzeitig Bescheid wissen, wann es Zeit ist, die Blase zu entleeren – sonst würde die Blase platzen!) Die Säure, auf die die Blase reagiert, bewirkt, daß die Nervenenden tüchtig »angeregt« werden. Die »Anregung« verursacht den Harndrang. Aber wenn Sie auf die Toilette gehen, werden Sie wahrscheinlich nur ganz wenig Urin ausscheiden können. Bevor Sie nicht viel Wasser trinken, um die konzentrierte Harnsäure zu verdünnen, werden die in der Blase verbliebenen Kristalle diese immer mehr reizen, und schon bald müssen Sie wieder aufs Klo.

Beruhigungsmittel

Interessanterweise entscheiden sich die Ärzte oft dazu, die Antibiotikabehandlung zu stoppen, wenn sie bei Urinuntersuchungen regelmäßig einen zu sauren Urin feststellen. Meist gehen sie dann dazu über, Beruhigungsmittel (Tranquilizer) zu verschreiben, in der Absicht, die Nervenenden der Blase zu beruhigen – bis hin zur völligen Reglosigkeit. Viele Ärzte verordnen bei zu saurem Urin nicht einmal eine höhere Flüssigkeitsaufnahme, was meiner Meinung nach eine grobe Unterlassung ist.

Nun ist es zwar für Frauen, die beim Reisen Blasenbeschwerden bekommen, sehr vernünftig, vor der Reise ein Beruhigungsmittel einzunehmen, aber das sollte doch nicht zur täglichen Gewohnheit werden. So wie bei manchen Menschen das Reisen »auf den Magen« schlägt, so schlägt es sich bei manchen Frauen eben »auf die Blase«. Die Blase wird unberechenbar und gereizt. Hier eine typische Geschichte:

! *»Alle Ferien, die ich in den letzten fünf Jahren machte, waren eine Tortur. Die Symptome waren wie bei einer Blasenentzündung. Mein Arzt gab mir Unmengen von Antibiotika zu schlucken, bevor wir endlich auf die Idee kamen, daß die Vibrationen bei der Reise die Symptome auslösten.«*

Die besten Ratschläge, die ich für dieses Problem geben kann, lauten:

- Vor der Reise ein paar Gläser Wasser trinken.
- Einen gestrichenen Teelöffel mit Natronpulver zu sich nehmen, um die Harnsäure im Urin zu neutralisieren.
- Eine Valium-Tablette schlucken, um die Blasennerven zu beruhigen.
- Auf ein weiches Kissen setzen, um die Erschütterungen etwas zu dämpfen.

Hüten Sie sich aber davor, das Valium täglich oder regelmäßig einzunehmen – das ist nutzlos und suchtbildend. Manchmal frage ich mich, warum das Leitungswasser, ein ausgezeichnetes Mittel zur Blasenberuhigung, so aus der Mode gekommen ist. In den großen Städten der westlichen Welt ist das Leitungswasser so sauber wie nur möglich. Für den Fall, daß Ihnen etwas Gegenteiliges zu Ohren gekommen ist, können Sie das Leitungswasser immer noch abkochen oder eine der vielen in Flaschen abgefüllten Wassersorten trinken.

Leitungswasser

Sollte Ihnen Ihr Leitungswasser verdächtig vorkommen, dann ist nichts dabei, das örtliche Gesundheitsamt anzurufen und eine Überprüfung der Leitungswasserversorgung im gesamten Haus zu verlangen.

An einem ganz durchschnittlichen Tag sollten Sie eineinhalb bis zwei Liter pures Wasser trinken oder ganz schwachen Tee oder Kaffee oder Milch oder Säfte. Früher tranken die Menschen einfachere Getränke; sie bombardierten ihre Nieren nicht mit konzentrierten Säften, starkem Tee oder Kaffee oder Unmengen alkoholischer Drinks. Leitungswasser ist das billigste und gleichzeitig beste Getränk für die Gesundheit von Blase und Nieren!

Tägliche Trinkmenge

Die jungen Leute von heute trinken anscheinend nichts anderes als Cola und Kaffee. Natürlich ist auch darin ein gewisser Prozentsatz Wasser enthalten; aber leider sind auch viele Reizstoffe und auf die Dauer unbekömmliche Zutaten drin. Es wäre interessant zu wissen, ob die Urologischen Abteilungen in 20 Jahren eine recht lange Warteliste haben und ob die Dialysestationen erweitert werden mußten!

Reizstoffe

Falls Sie nicht wissen, ob Ihr Urin zu sauer ist oder nicht, gibt es dafür eine einfache Testmethode, die man selbst anwenden kann. Es ist ganz einfach: Alles, was Sie dazu brauchen, ist rotes oder blaues Lackmuspapier aus der Apotheke oder Drogerie. In Deutschland können Sie für diese Zwecke auch Merck's Indikatorpapier in der Apotheke kaufen.

Lackmuspapier

Ziehen Sie einen Teststreifen aus der Packung heraus, und tauchen Sie ihn in Ihre Urinprobe. Rotes Lackmuspapier bleibt rot oder rötlich, wenn der Urin sauer ist. Bekommt es bläulichrote Schattierungen, dann weist das auf einen normalen Säuregehalt hin; wird es blau, dann zeigt das eine alkalische Beschaffenheit des Urins an (Gegenteil zur sauren Beschaffenheit). Blaues Lackmuspapier verfärbt sich bläulichrot, wenn der Urin geringfügig sauer und damit normal ist. Verfärbt es sich mehr ins Rötliche, dann ist Ihr Urin stark sauer, d.h. *zu* sauer.

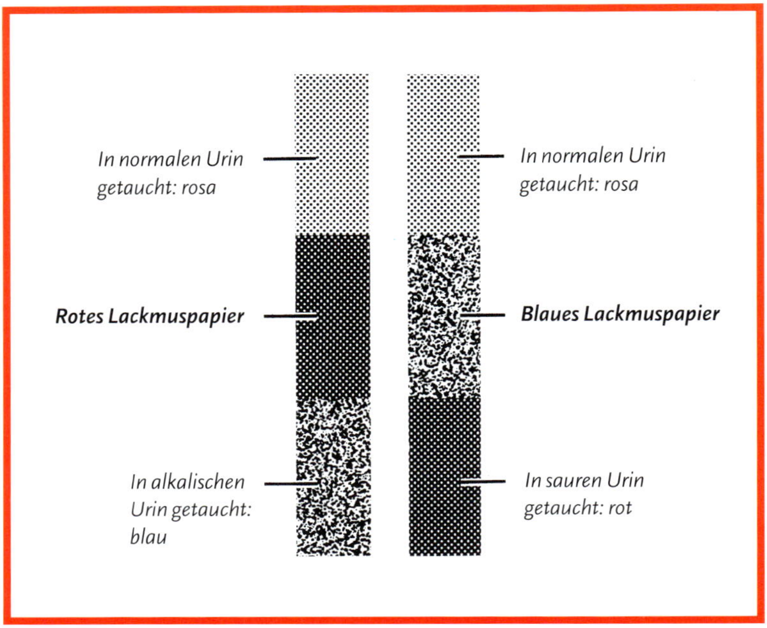

***Abb. 3** Der Urintest mit Lackmuspapier*

pH-Wert

Beim Indikatorpapier von Merck wird ein Teststreifen in den Urin gehalten und die danach entstandene Färbung mit der Farbskala der Packung verglichen. Je nach Verfärbung des Teststreifens kann der pH-Wert (normaler pH-Wert = 5,5) abgelesen werden.

Morgenurin

Regelmäßige Rotfärbungen des Lackmuspapiers oder niedrige pH-Werte des Indikatorpapiers bei Ihrem *zweiten* Morgenurin bedeuten, daß Sie nicht genügend trinken. Regelmäßige Rotfärbungen oder niedrige pH-Werte beim *ersten* Morgenurin, *zusammen mit einem Gefühl des Brennens*, bedeuten ebenfalls, daß nicht genügend Flüssigkeit in der Blase ist; aber außerdem ist das ein Hinweis, daß Ihnen ein gestrichener Teelöffel mit Natronpulver, am Abend vorher eingenommen, guttun würde (Herzkranke ausgenommen). Das Natron muß nicht unbedingt jeden Abend eingenommen werden, besonders, wenn Sie schon tagsüber die Blase durch viel Flüssigkeitsaufnahme unterstützen. Aber für einige Frauen, besonders ältere, hat sich dieser Tip mit dem Natron am Abend als sehr hilfreich erwiesen. Überdies mußten diese Frauen nachts nicht mehr so oft auf die Toilette, wenn sie abends den Teelöffel Natronpulver genommen hatten. Und, wie bereits öfter erwähnt, sollte Ihnen das Natron irgendwie unangenehm sein, können Sie statt dessen auch Kaliumzitrat benutzen.

Eine der ältesten Begründungen, die von Patientinnen wie von Ärzten für die Entstehung von Blasenentzündungen genannt werden, ist: *»Ich habe mich verkühlt«* bzw. *»Sie haben sich verkühlt«*. Oder *»Ich habe mir die Blase, die Nieren verkühlt«*. Manche Frauen führen ihre Blasenentzündung darauf zurück, daß sie an einer kalten, windigen Bushaltestelle standen oder spät am Abend noch im Garten gearbeitet haben oder einfach, weil sie auf einem kalten Stein saßen.

»Die Anfälle wurden immer heftiger, aber allmählich kam ich dahinter, daß sie immer auftraten, nachdem ich mich unten herum oder vorne an der Harnröhre verkühlt hatte. Ich erwähnte das meinem Arzt gegenüber; aber der beharrte auf seiner Meinung, daß Zystitis durch Bakterien verursacht werde. Ein paar Monate später hatte ich eine weitere Attacke; doch da ich in Urlaub war, mußte ich zu jemand anderem gehen, einer Ärztin. Sie pflichtete mir bei, daß Blasenentzündung von Unterkühlung kommt. Seitdem weiß ich, woher eine ganze Reihe von Attacken gekommen war, und ich bemühe mich jetzt, mich am Unterleib immer warmzuhalten.«

Diese Patientin hat herausgefunden, was ihre Attacken auslöst; aber sie hat die Sache nicht gründlich durchdacht.

Verkühlung – ja, aber …

Da diese Frauen keine Ahnung haben, was sie sofort gegen die Verkühlung unternehmen sollen, tun sie gar nichts; nur aufs Klo müssen sie in den nächsten Stunden immer häufiger. Innerhalb von 24 bis 36 Stunden bekommen sie Fieber, Fieberschauer und Rückenschmerzen, und dann suchen sie den Arzt auf. Die Mittelstrahlurinprobe ergibt meistens keinen Bakteriennachweis, höchstens einen zu hohen Säuregehalt des Urins. Inzwischen hat der Arzt sicher schon ein breites Spektrum von Antibiotika verschrieben, um ganz sicher zu gehen, falls es sich doch um eine Infektion handeln sollte. Und wenn die Patientin die Antibiotikumpackung nun schon mal angebrochen hat, soll sie sie auch »zu Ende« nehmen. Wenn jedoch der Frau, die an der »windigen Bushaltestelle« warten mußte, die genaueren Zusammenhänge ihrer Erkrankung bekannt gewesen wären, bräuchte sie jetzt keine Tabletten zu nehmen.

Was ist wirklich geschehen? Der kalte Wind hat die Blasen- und Harnröhrennerven »gereizt«. Wahrscheinlich hat jeder, der längere Zeit an einer kalten Bushaltestelle ausharren muß, nach dem Heimkommen das Gefühl, dringend aufs Klo zu müssen. Das tut man dann auch ausgiebig, aber nach einer halben Stunde hat man schon wieder das Gefühl, dringend zu müssen – nur daß diesmal nicht so viel kommt. Haben Patientinnen mit »empfindlicher« Blase nur wenig Flüssigkeit im Körper, so daß die Nieren, die weiterhin die Harnsäure filtern, kein

»Empfindliche« Blase

Wasser finden, mit dem sie sie verdünnen können, verschlimmert der konzentrierte Harn die »Blasenreizung«, die ursprünglich durch den kalten Wind und die allgemeine Unterkühlung des Körpers hervorgerufen wurde. Mit dieser doppelten »Reizung« werden die Blasen- und Harnröhrennerven in einen solchen Zustand versetzt, daß die Patientin ständigen Harndrang verspürt.

Jetzt ist sie davon überzeugt, daß sie eine durch Verkühlen verursachte Blasenentzündung hat. Dennoch weist sie erst zwei der drei Symptome auf – noch kommt kein Blut aus der Harnröhre. Aber das kann bald der Fall sein, wenn der saure Urin konzentriert genug ist, um alte Wunden und Vernarbungen wieder aufzureißen. Eine Infektion liegt bestimmt nicht vor. Aber wie soll sich die Patientin aus diesem unangenehmen Zustand befreien?

Die schnellste Methode, die Blasennerven zu beruhigen, bestünde darin, sich sofort in die heiße Badewanne zu setzen, um sich selbst und die Harnröhre wieder aufzuwärmen. Aber, wie im Kapitel »Ein offenes Wort zur Sauberkeit« beschrieben, sind heiße Bäder nicht unbedingt ratsam. Wichtiger und vernünftiger wäre es, viel Flüssigkeit zu trinken, damit die Nieren Wasser haben, mit dem sie die Harnsäure verdünnen können. Ein heißes Getränk ist eine prima Idee, aber es darf nicht zu konzentriert sein – höchstens ganz schwacher Kakao, Tee oder Kaffee. (Alkohol würde die Reizung nur verschlimmern. Also Hände weg davon, auch vom heißen Grog!) Mit Leitungswasser erreichen Sie Ihr Ziel schneller und besser. Abgesehen davon sind heiße Getränke sowieso nicht mehr heiß, bis sie in die Nieren kommen!

Ein paar Getränke sind nötig, um »die Stellung zu halten«, bis sich die kalte, gereizte Blase allmählich beruhigt. Wenn Sie zum frühestmöglichen Zeitpunkt nach dem Heimkommen, also quasi noch auf der Türschwelle, mit dem Trinken anfangen, dann mag ein Glas Wasser, gefolgt von einem heißen Getränk, genügen. Wenn nicht, dann müssen Sie eventuell bis zu einem Liter Wasser trinken, um die Reizung aus der Welt zu schaffen.

Kaffee, Tee und Alkohol regen die Nierentätigkeit an, und die Nieren produzieren den Urin im Verhältnis zur getrunkenen Menge. Kaffee enthält Koffein, Tee enthält Teein. Teeblätter enthalten ungefähr 2% bis 4% Teein, Kaffeebohnen die Hälfte Koffein. Aber da der Kaffee sehr viel stärker getrunken wird als der Tee, ist er der gefährlichere.

Koffein

Wer im Lauf des Tages viel starken Kaffee trinkt, regt damit seine Urinausscheidung an. Jedesmal, nachdem die Blase geleert wurde, bleibt eine winzige Menge Koffein zurück und reizt die Blase weiter. Nur durch reichliches Nachspülen mit Wasser können die Partikelchen wieder herausgeschwemmt werden. Auch die Nieren haben restliche Koffeinpartikelchen auszuscheiden. Wenn jemand täglich mehrere Tassen starken Kaffee trinkt, kann das also ganz schön anstrengend für den Körper sein. Wer spät abends noch Kaffee trinkt, kann bestimmt mehrere Stunden danach nicht einschlafen, bis die Koffeinwirkung auf Blase und Nieren und die anderen Organe sich gelegt hat. So einfach kann der Grund für nächtliche Wanderungen zur Toilette sein und auch für die Unausgeschlafenheit am nächsten Morgen! Dieser einfache Grund kann auch hinter vielen Besuchen beim Arzt stehen, mit denen dem »ständigen Auf-die-Toilette-Müssen« abgeholfen werden soll.

Starker Tee, in großen Mengen getrunken, hat den gleichen Effekt. Eine Frau berichtet:

»Es ist mir sehr schwergefallen, einen passenden Ersatz für Tee und Kaffee zu finden. Aber auch der Naturarzt sagte mir, ich solle keinen Tee und keinen Kaffee trinken, weil das das Blut zu sehr mit Säure anreichere. Man empfahl mir einen Kaffee aus Löwenzahnwurzeln, der diese Säure nicht enthalte. Und der einzige säurefreie Tee ist brasilianischer Kräutertee (bei uns als Mate oder Paraguaytee bekannt. A.d.Ü.), der am besten mit einer Scheibe Zitrone und einem Teelöffel Honig schmeckt.«

Matetee

! Frauen mit schwacher, empfindlicher Blase sollten nie starken Tee oder Kaffee trinken. Auch junge Frauen, die zu richtigen Zystitisattacken neigen und häufig Harndrang haben, sollten starken Tee und Kaffee meiden. Gehen Sie der Versuchung durch einen psychologischen Trick aus dem Weg: Geben Sie Ihrem Hausgebräu eine leichte Färbung – ein Teelöffel von der schwächsten Teesorte genügt! Und lassen Sie Ihren Tee nicht so lange ziehen!

Man kann sich das moderne Leben nicht gänzlich ohne den Genuß von Tee oder Kaffee vorstellen, und es wäre wirklich zu schade, wenn man ganz darauf verzichten müßte. Aber seien Sie auf der Hut: Achten Sie darauf, daß Sie beides nicht zu spät abends, zu oft oder zu stark trinken.

Alkohol

Alkohol ist weitgehend ein Anregungsmittel, das von den Blutgefäßen und vom Gewebe aufgenommen wird, nachdem es in den Magen und in die Verdauungsorgane gelangt ist. Dort wird der Alkohol in Körperwärme umgewandelt. Für Nieren und Blase, die mit vielen Blutgefäßen und Nervensträngen ausgestattet sind, ist Alkohol ein starker Reizstoff. Die individuellen Reaktionen darauf können allerdings recht unterschiedlich sein. Bei manchen löst schon ein Glas Rotwein Harndrang aus und bei manchen erst drei Liter Bier! Solange Sie selbst die Grenzen Ihrer Aufnahmefähigkeit kennen und auch zwischendrin mal ein paar Gläser Wasser trinken, um die Blasennerven zu beruhigen, ist alles nicht so schlimm. Am gefährlichsten sind die ›kurzen‹ harten Schnäpse sowie Whisky und Gin. Solche Hochprozenter werden die Zystitispatientin recht schnell dazu zwingen, sich auf die Toilettentour zu begeben. Ein gelegentliches Glas Wein oder Bier dürfte aber keinen allzu großen Schaden anrichten. Finden Sie Ihre eigene Toleranzgrenze heraus, und beugen Sie eventuellen Schwierigkeiten vor!

Schnäpse

Wenn Ihnen zum Beispiel bei einer Party oder einer Hochzeitseinladung ein größeres Gelage bevorsteht, sollten Sie vorher einen gestrichenen Teelöffel Natronpulver und ein Glas Fruchtsaft zu sich nehmen, damit die Nieren ein »Polster« haben. Alkohol in Verbindung mit Sex kann gefährlich werden – also, passen Sie auf!

Auch die Ernährungsgewohnheiten können bei einigen Blasenpatienten eine Rolle spielen. Zwar wird die aufgenommene Nahrung in den seltensten Fällen einen akuten Zystitisanfall hervorrufen, aber auf die Dauer kann sie einen Reizzustand der Blase bewirken.

Eine »empfindliche« Blase kann auf folgende Nahrungsmittel »gereizt« reagieren: Zitrusfrüchte, Erdbeeren, heiße Currywürstchen mehrmals die Woche oder viel schwarzer Pfeffer auf jedem Essen. Eine gute Erdbeersaison beschert dem/der Erdbeerliebhaber/in einen beträchtlich höheren Säuregehalt in der Blase.
Die Blase mancher Frauen hat es nicht gern, wenn sie Kohlehydrate oder Glukose ausscheiden muß. Kohlehydrate und Glukose sind in folgenden Nahrungsmitteln enthalten: Mehl, Zucker, Kuchen, Brot, Keksen, Plätzchen, Marmelade, süßen Getränken, Schokolade und Süßigkeiten. Wenn Sie meinen, schon überall wegen Ihrer Blasenbeschwerden gewesen zu sein und jedes Mittel ausprobiert zu haben, dann versuchen Sie einmal, alle genannten Produkte sowie jede andere Nahrung, die hochverfeinerte Kohlehydrate und hochverfeinerten Zucker enthält, wegzulassen. Manchen Frauen hat diese Diät geholfen, und manchen Männern ebenfalls.

Ich möchte allerdings darauf hinweisen, daß diese Diätmaßnahmen nur sinnvoll sind gegen *leichte* Blasenbeschwerden, Blasenschwäche, häufigen Harndrang oder wenn man das Wasser nicht mehr halten kann. Gegen *akute* Zystitisanfälle oder eine Blaseninfektion kann die Diät so schnell nichts ausrichten.

Ein britischer Arzt berichtet: »*Mich suchte in meiner Praxis eine junge Frau auf, Mitte 30, die an häufigem Harndrang und Streßinkontinenz litt, wofür keine Ursache und keine wirksame Behandlung gefunden worden war. Die Frau ist im National Hospital for Nervous Diseases untersucht worden, ohne daß man neurologische Ursachen für ihre Symptome entdecken konnte. Sie ist im Kingston Hospital von einem Gynäkologen und einem auf gynäko-*

Streß-inkontinenz

logische Probleme spezialisierten Urologen untersucht worden, die ebenfalls nichts Anomales fanden. Sie wurde physiotherapeutisch behandelt, um ihre Schließmuskelmuskulatur zu stärken, aber ebenfalls ohne Erfolg. Ich setzte die Patientin auf eine glutenfreie Diät, und innerhalb von zehn Tagen war sie von ihren Symptomen befreit. Seitdem achte ich auf Fälle, bei denen* in Abwesenheit einer Infektion *die Blasenmuskulatur nur noch schwach oder gar nicht mehr beherrscht werden kann. In ungefähr 50 Fällen führte die Diät, bei der auf Getreideprodukte, Zwiebeln und Bohnen verzichtet wird, zum Erfolg.*

Glutenfreie Diät

Es gilt heute als erwiesen, daß sich im Weizen ein Eiweißenzym befindet, das bei empfindlichen Personen zu Organstörungen führen kann. Bei dieser Störung werden gewisse Nahrungsmittel, Mineralien und Vitamine der B-Gruppe nicht richtig verarbeitet. Bekanntlich geht diese Störung mit einer Beeinträchtigung des Nervensystems einher, wobei Reizzustände und Depressionen zu den hauptsächlichsten Krankheitserscheinungen gehören und Nervenentzündungen zu den Begleitsymptomen. Diese Begleiterscheinungen sind es, die zu mangelnder Kontrolle der Blasennerven und manchmal auch des Afterschließmuskels führen. In den vergangenen zehn Jahren habe ich acht solche Fälle beobachtet.«

Zur Zeit existiert noch kein Labortest, mit dem sich im voraus bestimmen ließe, ob die Diät einen Heilerfolg bringen wird oder nicht. Der einzig wirkliche Test besteht darin, alle verdächtigen Nahrungsmittel aus dem Speiseplan zu streichen und darauf zu achten, ob danach die Symptome verschwinden bzw. bei Aufnahme der alten Eßgewohnheiten wieder auftauchen. Wenn ja, handelt es sich eindeutig um eine allergische Reaktion.

Allergische Reaktion

Bei der Testdiät müssen alle Getreidesorten wie Weizen, Roggen, Mais, Hafer und Gerste sowie alle daraus hergestellten Erzeugnisse – etwa Alkohol, Sirup und pflanzliche Fette (z.B. alle Margarinesorten und Speiseöle, mit Ausnahme von Olivenöl) weggelassen werden. Auch auf alle Zwiebelarten und alle Bohnenarten (auch Kakaobohnen und Erdnüsse) müssen Sie verzichten. Denken Sie daran, daß in buchstäblich allen Konditoreiwaren Mehl, aufgelöster Zucker und möglicherweise Schokolade enthalten sind.

Diese Diät ist natürlich anfangs etwas eintönig. Kohlehydrate sind enthalten in Kartoffeln, Reis, Sago und Zucker und müssen in geringen

* Gluten (lat.: »Leim«): Eiweißstoff der Getreidekörner, der für die Backfähigkeit des Mehls wichtig ist. (Anm. d.Ü.)

Mengen zu sich genommen werden, um das fehlende Brot zu ersetzen. Fleisch, Fisch, Käse, Butter, Eier, frisches oder eingemachtes glukosefreies Obst, grünes Gemüse und Wurzelgemüse (mit Ausnahme der Zwiebelfamilie und der Bohnenfamilie) sind gestattet, so viel man will. Menüvorschläge für die verschiedenen Tagesmahlzeiten finden sich auf den nächsten Seiten.

Strikte Diät

Wenn Sie die obige Diät sieben bis zehn Tage lang *strikt* einhalten, müßte sie Erfolg haben, vorausgesetzt, diese Nahrungsmittel sind die Ursache für Ihre Beschwerden gewesen.

Bei normaler Blasenfunktion verspüren Sie keinen unangenehmen Harndrang, Sie »müssen« nicht plötzlich oder können den Urin nicht mehr halten. Sie müssen auch nicht mitten in der Nacht aufs Klo und am Tage nicht öfter als zwei- bis dreimal (Männer drei- bis viermal). Wenn Sie mit Hilfe der Diät Ihre normale Blasenfunktion erreicht haben, sollten Sie die Diäternährung mindestens noch zwei Wochen lang fortsetzen, damit Sie sicher sein können, daß die Beschwerdefreiheit nicht nur vorübergehend war. Dann sollten Sie (zum sicheren Nachweis, daß die Verbesserung Ihres Zustands wirklich auf die Diät zurückzuführen ist und nicht auf eine göttliche Fügung) zwei Tage lang viel Getreideprodukte, Zwiebeln, Bohnen und Süßigkeiten essen. Danach warten Sie ab, ob die Blasenschwäche erneut auftritt. Tut sie es, ist Ihre allergische Reaktion bewiesen, und Sie sollten schnell wieder zur strikten Diät übergehen.

Nach und nach können Sie die Diät etwas lockern, indem Sie zum Beispiel Roggen-, Hafer- und Gerstenprodukte wieder in Ihren Speiseplan aufnehmen. Eventuell ist in diesen Produkten nicht *so* viel Protein (Eiweiß) enthalten, daß es sich auf Ihren Organismus toxisch auswirkt.

Individuelle Toleranzgrenze

Man muß sich darüber im klaren sein, daß jeder Mensch seine eigene Toleranzgrenze für Giftstoffe hat. Zudem unterliegt auch diese Toleranzgrenze bestimmten Schwankungen: Bei den meisten Menschen sinkt sie bei Kummer, Krankheit, Streß und Überarbeitung herab.

Glutenfreies Brot

Als Ersatz für Brot und Gebäck kommen *möglicherweise* glutenfreie Brotsorten in Frage. Damit ist nicht gesagt, daß diese Brotsorten auch *proteinfrei* sind. Gerade das Protein (Eiweiß) im Getreide ist es, das den toxischen Reiz auslöst bzw. von manchen Menschen nicht vertragen wird.

> Es gibt noch eine weitere Substanz, die, entweder für sich allein genommen oder zusätzlich zur Getreideallergie, für eine Blasenschwäche verantwortlich sein kann. Diese Substanz ist die Laktose – ein normalerweise in der Kuhmilch enthaltener Zucker, der »Milchzucker«.

Wer Laktose nicht verträgt, hat seinen Milchkonsum sicherlich schon eingeschränkt. Er wird Milch nur in kleinen Mengen in Tee und Kaffee oder als Ovomaltine oder in Form anderer Milchmixgetränke zu sich nehmen. Bei Laktoseüberempfindlichkeit ist es möglich, auf Sahne oder Rahm auszuweichen. Butterkäse kann ohne weiteres gegessen werden, nach Möglichkeit aber kein Gorgonzola oder andere Schimmelpilzkäsesorten.

In den angelsächsischen Ländern gibt es zwei Milchsorten mit extra niedrigem Laktosegehalt zu kaufen. Auch in Deutschland wird dafür eine Spezialmilch angeboten. Wer *nur* die Laktose nicht verträgt, kann zu diesen Milchsorten greifen. Wer zusätzlich an einer Getreideallergie leidet, für den sind sie *nicht* geeignet. Bei Laktoseüberempfindlichkeit sind auch Büchsenmilch oder Trockenmilch ungeeignet.

Spezialmilch

Noch einmal: Bei strikter Diät ist eine zehntägige Testzeit ausreichend, um die Körperreaktion zu erproben. Im Fall von Laktoseüberempfindlichkeit können Sie Ihre Reaktion auch anhand eines Labortests nachweisen – mit Hilfe der Laktosetoleranzkurve.

Laktose-toleranzkurve

Es ist nicht immer einfach zu verfolgen, ob die Flüssigkeitsmenge, die man trinkt, auch tatsächlich ausreichend durch den Urin ausgeschieden wird. Wenn der Arzt eine umfassende Diagnose stellen will, muß er das aber wissen. Um herauszufinden, wieviel Flüssigkeit aufgenommen und wieviel davon von Nieren und Blase wieder ausgeschieden wird, läßt er ein Ausscheidungsdiagramm anfertigen. Die Patientin wird gebeten, stets ein und dasselbe Trinkgefäß, z.B. eine Viertellitertasse, zu verwenden, damit jede Flüssigkeitsaufnahme genau registriert werden kann. Vier Tage lang muß die Patientin ihre normalen Trinkgewohnheiten beibehalten. Jedesmal, wenn sie eine Tasse trinkt, wird das auf der Tabelle vermerkt. Auch die von ihr ausgeschiedene Harnmenge wird sorgfältig gemessen. Danach kann der Spezialist feststellen, ob die Patientin irgendwelche ungesunden Trinkgewohnheiten hat und ob ihre Nierenfunktion in Ordnung ist.

Ausscheidungsdiagramm

! Heutzutage sind alle möglichen Getränke in Mode – nur Wasser nicht! Diesem Trend sollte man entgegenwirken, denn ohne Wasser kann unser Körper nicht existieren. Bestimmt hätten unsere Urologischen Kliniken und Praxen nicht so viel zu tun, wenn mehr Wasser getrunken würde!

Diätvorschläge

Frühstück

Obstsaft, Grapefruit oder Kompott

* * *

gekochtes Ei
Eier und Speck
Nieren, Speck und Tomaten
Schinken und Ei (Spiegelei, Rührei, Eier im Glas)
Omelett
geräucherter Schellfisch mit Butter
Räucherhering

* * *

glutenfreies Toastbrot oder Brötchen } mit Butter
glutenfreies Gebäck
Marmelade (falls gestattet)
Honig

* * *

Kaffee oder Tee mit Sahne oder Milch und Zucker

Mittagessen zum Mitnehmen an den Arbeitsplatz

zu Hause gekochte Suppe in der Thermosflasche

Käse
Schinken
Rinderbraten (kalt)
Schweinebraten (kalt)
hartgekochte Eier
Fleischpastete
Käse und Apfel

mit vorbereitetem Salat
in der Frischhaltedose
oder
glutenfreies Gebäck und Butter
glutenfreies Gebäck

Fischrogen und -milch
Sardinen in Olivenöl
Lachs

als Belag für glutenfreies
Brot

* * *

frisches Obst
Joghurt

* * *

Milch oder Kaffee

Leichtes Mittagessen oder Zwischenmahlzeit

(Alle Mahlzeiten können auf glutenfreiem Toastbrot serviert werden.)

gekochter Reis mit Nieren und Speck
Fisch
Omelett
Käsepastete und Kartoffeln
Käse mit Tomaten
verschiedene Salate
verlorene Eier oder Rührei
Käse- oder Schinkenbrot

* * *

Konservenobst (glutenfrei)
frisches Obst

Abendessen

selbstgemachte Suppe
Obstsaft
Melone
Grapefruit
Grillhühnchen, Lammbraten, Rinderbraten oder Schweinebraten
gebratener Schinken mit Ananas
Kotelett oder Steak (gebraten oder gegrillt)
Leber und Speck
Fisch
Auflauf mit Rinder-, Lamm- oder Hühnchenfleisch
gegrilltes Schinkensteak
Kalbsschnitzel (paniert mit gemahlenen Mandeln und Eiern)

* * *

Kartoffeln (gekocht, gebraten oder in Alufolie)
gekochter Reis
alle Gemüsesorten (außer grüne Bohnen und Zwiebeln)
Salate

* * *

Reis- oder Sagoauflauf
Eierspeise
Crème Caramel
Mousse aus Eßkastanien
Kaffee-Creme
Dosenobst (glutenfrei), Trockenobst oder Kompott
Kokosnußspeise mit Sirup
Mandelspeise mit Aprikosenmarmelade
Mandelkuchen
Apfelmakronen
Himbeerbiskuits
gekochter Pudding
Quarkspeise
Apfel oder gekochtes Obst mit Biskuits

* * *

Käse und glutenfreie Kekse mit Butter

* * *

Das für die genannten Gerichte verwendete Mehl muß glutenfreies Reismehl, Kartoffelmehl oder Sojamehl sein!

5 Ein offenes Wort zur Sauberkeit

Escherichia coli (kurz E. coli) ist ein häufig vorkommendes Kolibakterium, das oft im Urin von Frauen mit Zystitis gefunden wird. Die medizinische Forschung und damit auch die Pharmaindustrie haben sich auf diesen Keim geradezu spezialisiert; das ist der Grund, warum so viele Ärzte meinen, mit dem Griff zum Rezeptblock und der Medikamentenverschreibung das Richtige getan zu haben, um eine Blasenentzündung zu kurieren. *E. coli* gehört zu einer der vielen Bakterienarten im menschlichen Darm, wo das verdauungsnotwendige Bakterium meist auch »ganz friedlich« lebt. Gefährlich wird es, wenn es außerhalb der Darmflora virulent wird.

Darmbakterien

! Nach dem Stuhlgang werden die umliegenden Bereiche leicht mit Kolibakterien verunreinigt. Selbst sorgfältiges Abwischen mit weichem Toilettenpapier genügt nicht, um die Keime völlig zu entfernen. Sobald man die Unterhose wieder hochgezogen hat und der Stoff die Haut berührt, haben die Bakterien Gelegenheit, sich auszubreiten. (Das gilt besonders, wenn die Patientin unter Durchfall leidet oder an Hämorrhoiden, etwa nach der Geburt eines Kindes.)

Wegen der Gefahr der Schmierinfektion ist es so wichtig, daß man sich den After von vorne nach hinten abwischt. Und solange die Mütter ihren Töchtern nicht beibringen, sich den Po von vorne nach hinten abzuwischen, werden junge Mädchen ebenso oft durch E. coli verursachte Blasenentzündungen bekommen wie erwachsene Frauen.

Schmierinfektion

! Wegen der Kolibakterien ist es so gefährlich, wenn Frauen sich tagsüber nach dem Stuhlgang nicht den After waschen und abends, wieder ohne sich zuvor zu waschen, mit jemandem schlafen. Während des Beischlafs werden die Bakterien buchstäblich in Vagina und Harnröhre hineinmassiert; befinden sie sich dann einmal in dieser dunklen, feuchtwarmen Umgebung, fühlen sie sich wohl und gedeihen. Ein *nach* dem Geschlechtsverkehr genommenes Bad kann den Schaden nicht mehr gutmachen!

Die Lösung des Problems kann nun nicht darin bestehen, die Kolibakterien aus ihrem angestammten Bereich im Darm entfernen zu wollen.

Man versucht schließlich auch nicht, den Speichel aus dem Mund zu entfernen! Wichtiger und richtiger ist der Versuch, die Kolibakterien auf das Darminnere zu beschränken.

Deshalb sollte sich jede Frau und jeder Mann angewöhnen, sich täglich den After zu waschen. Das gilt besonders für Patienten, die an Durchfall oder Hämorrhoiden leiden. (Beides gehört außerdem in ärztliche Behandlung.) Und, wie bereits gesagt, es kommt auch darauf an, *wann* man sich den Analbereich wäscht! (siehe dazu auch das folgende Kapitel »Die Liebe zwischen Mann und Frau«!)

Vor der Erfindung des Toilettenpapiers hat man altes Zeitungspapier weichgeknüllt und an einer Schnur aufs Häuschen gehängt. Um die Druckerschwärze vom Po zu entfernen, nahm Urgroßmutter einen alten, aber sauberen Baumwoll-Lappen mit hinaus. Er wurde vorher mit warmem Wasser angefeuchtet, und wenn Urgroßmutter sich beeilte, fühlte er sich noch schön warm an, bis sie ihr Geschäft verrichtet hatte. (Im übrigen saß man früher nicht so lange auf dem Klosetthäuschen herum, besonders nicht, wenn es draußen kalt war!)

Früher oft Wasser statt Papier

Für die Nacht gab es in jedem Schlafzimmer große Prozellannachttöpfe, und Wasser aus der Emaillekanne ersetzte das Toilettenpapier. Urgroßmutter benutzte ihren eigenen Lappen, den sie stets im Waschkessel auskochte, der damals in jeder anständigen Waschküche vorzufinden war. Lappen hatten noch eine weitere Funktion in Urgroßmutters Leben.

Damals gab es noch keine Monatsbinden oder Tampons. Noch vor 80 Jahren fabrizierte jede Frau ihre eigenen Binden aus weichem Baumwollstoff oder einem weichen alten Leintuch. Von diesen Binden besaß sie fünf bis sechs Stück. Nach dem Gebrauch weichte sie die Binden erst in kaltem Wasser ein, und dann steriliserte sie sie, indem sie sie 20 Minuten lang im Waschkessel kochen ließ. Danach hängte sie die Binden draußen auf die Wäscheleine oder ließ sie diskret hinterm Ofen trocknen.

»Lappenwirtschaft« hatte Vorteile

Wir finden diese »Lappenwirtschaft« heute vielleicht furchtbar, aber damals gab es nichts anderes. Und es hatte den Vorteil, daß sich Urgroßmutter automatisch nach dem Stuhlgang den Hintern wusch. Unser heutiges Toilettenpapier ist natürlich ein großer Fortschritt, aber es hat auch eine gewisse Nachlässigkeit in der Körperpflege mit sich gebracht. (In England wird viel über die Farbzusätze im Toilettenpapier diskutiert, weil sie angeblich Reizungen hervorrufen können. Am sichersten ist weißes Toilettenpapier, das auch am umweltfreundlichsten ist, denn Farbzusätze lösen sich im Abwasser nur schwer auf. Ärztliche

Bedenken sollen jedoch nur gegen blau gefärbtes Toilettenpapier bestehen.)

Nochmals: Alle Frauen und besonders Frauen, die zu Blasenentzündungen neigen, sollten sich nach jedem Stuhlgang den After waschen! Natürlich bekommt man den Dammbereich nicht steril, aber so lassen sich abtrünnige Kolibakterien daran hindern, in den Harnröhrenbereich vorzudringen.

Im normalen, geringfügig sauren Urin kann E. coli gut gedeihen, da der Keim in den hier angesammelten Abfallprodukten reichlich Nahrung findet. Im warmen Urin kann das Bakterium die Blasenwände entlangwandern und sich vermehren.

Wenn Sie nur morgens und abends baden, statt sich nach jedem Stuhlgang den After zu waschen, haben die ausufernden Kolibakterien den ganzen Tag Zeit, sich um den Afterbereich herum breitzumachen. Diese Zusammenhänge sollten Sie kennen, damit Sie die richtigen Maßnahmen zum richtigen Zeitpunkt ergreifen!

Problem Waschgelegenheit

Leider ist es oft Glückssache, ob man die richtige Gelegenheit findet, sich nach dem Stuhlgang den After zu waschen. Schließlich ist es ein Unterschied, ob man sich gerade an einer schmutzigen Autobahnraststätte befindet oder zu Hause im wohltuend warmen Badezimmer; aber, egal wo Sie sind, nach dem Stuhlgang wird gewaschen!

Hier drei Vorschläge, wie Sie das am besten machen können. Der erste ist für den Notfall, wenn es gar keine andere Möglichkeit gibt, der zweite fürs Büro und zu Hause und der dritte am geeignetsten für zu Hause.

Papiertaschentücher immer dabei!

1. Dieser Vorschlag läßt sich in fast allen öffentlichen Toiletten ausführen. Sie brauchen dazu entweder zusammengefaltetes Klopapier oder Papiertaschentücher, die Sie in der Handtasche dabeihaben. Verwenden Sie auf keinen Fall antiseptische Reinigungstücher – die darin enthaltenen chemischen Substanzen könnten als Reizstoff wirken! Zuerst wischen Sie sich den After sorgfältig mit trockenem Toilettenpapier ab. Ziehen Sie dann die Unterhose bis über die Knie, aber nicht ganz hinauf, damit sie nicht mit Ihrem Po in Berührung kommt. Gehen Sie zum nächsten Handwaschbecken hinaus, waschen Sie sich die Hände und befeuchten Sie zwei der Papiertaschentücher oder das Klopapier. Gehen Sie wieder in die Toilette hinein, wischen Sie sich mit dem einen Papier sorgfältig den Damm von vorne nach hinten ab, und werfen Sie es ins Klo. Wiederholen Sie den Vorgang langsam und sorgfältig mit dem zweiten Papiertaschentuch, spülen Sie, und ziehen Sie sich wieder an. Das ist umständlich, aber besser als nichts und sehr viel besser, als

für den Rest des Tages die Unterhose mit Kolibakterien zu verschmieren. Bevor Sie den Waschraum verlassen, waschen Sie sich noch einmal die Hände.

Extrawaschlappen im Plastikbehälter

2. Wenn Ihr ständiger Arbeitsplatz ein Büro ist, läßt es sich vielleicht einrichten, irgendwo einen hübschen Beutel mit einem Extrawaschlappen aufzubewahren. Sind Sie beruflich viel unterwegs, können Sie entweder die erste Methode wählen oder einen Waschlappen in einem Plastikbehälter mit sich führen. Nachdem Sie also den Dammbereich nach dem Stuhlgang wie gewöhnlich mit dem Toilettenpapier abgewischt haben, waschen Sie die Hände mit warmem Wasser und Seife. Feuchten Sie den speziell für diesen Zweck aufgehobenen Waschlappen an und benutzen Sie diesen anstelle der Papiertaschentücher. Bevor Sie den Waschlappen am nächsten Tag wiederverwenden, muß er, ohne jedes Waschmittel, in Wasser ausgekocht werden. Wenn Sie diese Methode zu Hause anwenden, können Sie den After, aber bitte nicht den Scheidenbereich, noch mit etwas naturreiner Seife abwaschen. Spülen Sie den Waschlappen zwischen jedem Abwischen mit Wasser, und vergessen Sie nicht, ihn später auszukochen. Statt des Waschlappens können Sie auch angefeuchtete Watte nehmen. Aber das könnte auf die Dauer teuer kommen.

Wasser aus der Flasche

3. Die dritte Methode ist ideal für zu Hause und für tropische Länder, in denen das Leitungswasser oft verseucht ist. In den Tropen trinkt man für gewöhnlich nur vorher abgekochtes und in Flaschen gefülltes Wasser, das manchmal auch gefiltert ist. Nehmen Sie ein paar solcher Wasserflaschen aus dem Kühlschrank und stellen Sie sie in den Toilettenraum. Nachdem Sie sich Damm und After von vorne nach hinten mit Toilettenpapier abgewischt haben, spreizen Sie die Beine, lehnen Sie sich nach hinten und lassen das Flaschenwasser von der Scheide nach hinten zum After laufen. Sie können sich auch kurz von der Toilette erheben, sich nur den After mit etwas Seife waschen, dann wieder hinsetzen und das sterile Flaschenwasser darüberlaufen lassen. Wenn Sie nicht in tropischen Ländern leben, können Sie warmes Leitungswasser, das sie vorher in eine gut ausgespülte leere Glasflasche gefüllt haben, zwischen den Beinen entlanglaufen lassen, während Sie auf der Toilette sitzen. Dieses Wasser brauchen Sie vorher nicht abzukochen.

Bidet

Manche Frauen setzen sich nach dem Stuhlgang auf eine kleine, mit Wasser gefüllte Schüssel. Das ist jedoch gefährlich, da sich die Kolibakterien mit dieser geringen Wassermenge vermischen und leicht in Vagina und Harnröhre gespült werden. Das Bidet, auf das die Französinnen schwören, ist nur in den wenigsten Badezimmern von vornherein mit eingebaut. Außerdem besteht auch beim Bidet die Möglichkeit, daß sich das Wasser mit den Kolibakterien mischt und in die Harnröhre gespült wird. Am zweckmäßigsten sind Bidets mit einer verstellbaren Wasserdüse in der Mitte, so daß jeweils nur frisches Wasser an die Haut kommt. (Kolibakterien am Gebärmutterhals lassen sich gewöhnlich auf so unsichere Hygienemaßnahmen wie die beiden genannten zurückführen.) Die sicherste Methode, die sich in *jedem* Haus anwenden läßt, ist die mit der Wasserflasche, aus der Sie das (abgekochte) Wasser über die Scheide nach hinten zum After gießen. Bei Durchfall sollte dieser Vorgang nach jeder Stuhlausscheidung wiederholt werden. Und statt der Wasserflasche können Sie auch einen Wasserkrug mit Tülle verwenden.

Ebenso wie man beim Waschen verschiedene Waschlappen für Gesicht und Po benutzt, so muß man selbstverständlich verschiedene Handtücher für Oberkörper und Unterleib nehmen. Hier gehen die Französinnen mit leuchtendem Beispiel voran. Bei ihnen hängt in Reichweite des Bidets ein Leinenhandtuch, mit dem sie sich gleich hinterher abtrocknen können. Trockentupfen ist übrigens besser als trockenrubbeln, und je weicher das Handtuch, desto besser.

Trockentupfen

Abgesehen vom Waschen nach dem Stuhlgang gibt es noch andere Gelegenheiten und Tageszeiten, zu denen eine Waschung not tut. Scheiden- und Harnröhrenbereich sollten immer sorgfältig gereinigt werden, entweder mit einem steril ausgekochten Waschlappen, einem feuchten Wattebausch oder, wenn man sowieso schon halb entkleidet ist, mit dem Wasser aus der Flasche.

Feuchter Wattebausch

Die beste Sicherheitsvorkehrung ist es, wenn Sie sich morgens gleich nach dem Aufstehen und abends vor dem Zubettgehen waschen. Dazu können Sie sich auch unter die Dusche stellen. (Wenn Sie alle anderen Waschregeln genau befolgen, können Sie auch mal drauf verzichten.) Waschen oder Duschen erfrischt und läßt keine schalen Gerüche aufkommen. Bei besonders heißem Wetter hält ein lauwarmer oder kalter Wasserstrahl den Unterleib kühl, frei von unangenehmen Körperausdünstungen und wirkt möglichen Scheidenentzündungen entgegen.

Manche Arten von Scheidenausfluß werden am besten mit einem in lauwarmes Wasser getränkten Wattebausch entfernt. Heißes Wasser könnte die Scheidenreizung verstärken. Ein Wattebausch reinigt, man kann ihn hinterher in den Abfall werfen, und er verschlimmert nicht die Beschwerden.

Chlor in Schwimmbädern

Für blasenleidende Frauen ist Schwimmern leider oft mit Gefahren verbunden. Im Wasser kann alles Mögliche sein. In Schwimmbädern und Swimmingpools ist Chlor der größte Risikofaktor. Das Chlor kann Reizungen verursachen und – etwa wenn Sie mehrere Wochen lang regelmäßig in gechlortem Wasser schwimmen – die natürlichen Abwehrkräfte des Scheidenmilieus herabsetzen. Deshalb ist es wichtig, daß Sie nach dem Schwimmen duschen. Sie müssen darauf achten, daß das frische Wasser auch so weit wie möglich in den Scheidenbereich gelangt. Heutzutage, wo auch Leitungswasser so oft gechlort ist, würde es sich vielleicht lohnen, zum Trinken und Waschen des Unterleibs Quellwasser ins Haus kommen zu lassen.

Duschen nach dem Schwimmen

Im Meerwasser sind es die Abwässer und chemischen Verunreinigungen, vor denen man sich hüten muß. Duschen Sie nach Möglichkeit noch am Strand, bei den Umkleidekabinen oder sofort, wenn Sie zurück ins Hotel kommen. (Mehr darüber im Kapitel »Die richtige Planung für einen beschwerdefreien Urlaub«.)

Waschen vor dem Intimverkehr

Sexuell aktive Frauen handeln töricht, wenn sie sich nicht *vor* dem Beischlaf waschen, zu welcher Tageszeit er auch stattfinden mag. Schlichtes Waschen vor dem Sex kann womöglich drei Wochen Bettlägerigkeit wegen Nierenbeckenentzündung ersparen!

Kühles oder kaltes Wasser ist gut für das Körpergewebe und macht einen munter. Bei den Japanern gehört die Waschprozedur zum erotischen Vorspiel. Ein Bad zu zweit im mollig warmen Badezimmer kann äußerst stimulierend bzw. entspannend sein. Vom Waschen »danach« wird im nächsten Kapitel die Rede sein.

Vaginalspülungen

Vaginalspülungen sind zu umstritten, als daß man eine feste Regel aufstellen könnte. Es besteht immer die Gefahr, daß bei einer solchen Spülung mehr Krankheitserreger in die Vagina hinein- als herausgespült werden. In einigen Fällen kann der Gynäkologe jedoch eine Vaginalspülung für notwendig erachten. Diese Spülung wird meist aus schwacher Essiglösung oder schwacher Natronlösung bestehen.

! Versuchen Sie bloß nicht, sich selbst mit einer antiseptischen Lösung die Vagina auszuspülen – drei Tage später gehen Sie die Wände hoch vor Schmerzen! *Wenn Sie sich nach einer der drei weiter vorn genannten Waschmethoden waschen, dürften Vaginalspülungen sowieso völlig unnötig sein!*

Vollbäder

Ein Vollbad ist manchmal wunderbar entspannend! Es wärmt so schön, und es ist eine große Versuchung, stundenlang im warmen Wasser zu dösen. Aber wenn Sie das öfter als ein- oder zweimal die Woche machen, kann es gefährlich für Ihre Harnröhre werden. Denken Sie daran, daß extreme Hitze und Kälte die Nerven »reizen«. Bei einem Vollbad wird Ihr gesamter Unterkörper, einschließlich der Nieren, aufgeheizt. Sie können direkt sehen, wie Ihre Arme und Beine rot anlaufen,

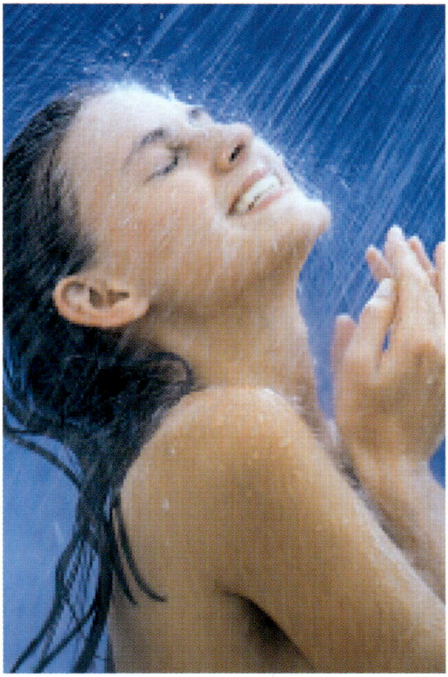

während die Blutgefäße sich erweitern. Wenn es wirklich unbedingt sein muß, nehmen Sie einmal in der Woche ein kurzes Bad von vielleicht fünf Minuten. Benutzen Sie das Bad lieber nur zum Waschen, und bleiben Sie nie lange im Wasser. (Wenn Sie sich mit dem Waschlappen oder dem Flaschenwasser waschen, ist das billiger und energiesparender als ein Vollbad und erfüllt den Zweck besser!)

! Tun Sie jedenfalls nichts ins Badewasser außer sich selbst! Nehmen Sie Ihrer Sicherheit zuliebe nur klares Wasser, *ohne* jede Badezusätze. Bevor Sie das Wasser einlaufen lassen, sollten Sie auch daran denken, was vorher alles in der Wanne gewesen sein könnte. Spülen Sie die Wanne sicherheitshalber vorher immer mit klarem Wasser aus. Ihre eigene Wanne sollten Sie nach dem Putzen gründlich ausspülen. Es ist nämlich nicht gerade gesund, wenn einem, während man in der Wanne sitzt, ein Schwall Scheuermittel oder chemische Reinigungslösung in die Scheide schwappt!
Abgesehen davon ist es in *jeder* Hinsicht besser, zu duschen statt zu baden. Lassen Sie also, wenn irgend möglich, eine Dusche bei sich zu Hause einbauen!

Über Hygiene Bescheid wissen

Nach einem Fernsehinterview über Blasenentzündung erhielt ich viele Briefe von Frauen, die die Hygieneregeln erst »auf die harte Weise« lernen mußten. Hier zwei Beispiele:

»Meine Blasenentzündungen haben mir das Leben zur Qual gemacht. Fast alle zwei Monate hatte ich eine Entzündung. Bei jedem Arztbesuch bat ich den Arzt inständig um gründliche Tests. Bei jedem Anfall gab ich ihm eine Urinprobe, die er letzten Endes immer nur in den Abguß schüttete. Eines Tages bestand ich auf einer richtigen Urinkultur. Er verlor die Beherrschung und ich die meine, als er sagte, es lohne sich nicht, Urinproben ins Labor zu schicken, weil die Resultate sowieso ungenau seien. Es gab einen heftigen Wortwechsel, nach dem ich weinend aus dem Sprechzimmer lief. Da ich ein abgeschlossenes Biologiestudium habe und in einem Labor für Bluttransfusionen arbeitete, beschloß ich, meine nächste Urinprobe ins bakteriologische Labor zu bringen und selbst eine Kultur anzulegen. Daraufhin wuchs eine prächtige E.-coli-Kultur. Ich »besorgte« mir ein paar passende Antibiotika

und beendete damit diese Attacke. Aber seitdem ich die Hygieneregeln kenne, habe ich mit der Vorbeugung begonnen und kann hocherfreut berichten, daß ich seitdem von diesen lästigen Beschwerden verschont bleibe. Außerdem habe ich den Arzt gewechselt. Ich finde, viel mehr Frauen sollten auf der korrekten Durchführung aller verfügbaren Tests bestehen.«

»Ein Punkt, der in Ihrem Fernsehinterview nicht zur Sprache kam, war der, daß männliche Ärzte manchmal Hemmungen haben, wenn sie intime Details der weiblichen Hygiene erklären sollen. Ich glaube auch, daß eine Reihe von Patientinnen beleidigt wäre, wenn man sie nach ihrer persönlichen Sauberkeit fragen würde.«

Zum Abschluß der allgemeinen Waschregeln möchte ich darauf hinweisen, daß sie für alle Frauen gelten – für junge und alte, verheiratete und unverheiratete, Jungfrauen und Prostituierte! Verkehrte oder nachlässige Intimhygiene kann für viele jammervoller Jahre verantwortlich sein. Es gibt keinen Ersatz für Wasser! Und lassen Sie sich nicht zu irgendwelchen chemischen Hygieneartikeln verleiten!

6 Die Liebe zwischen Mann und Frau

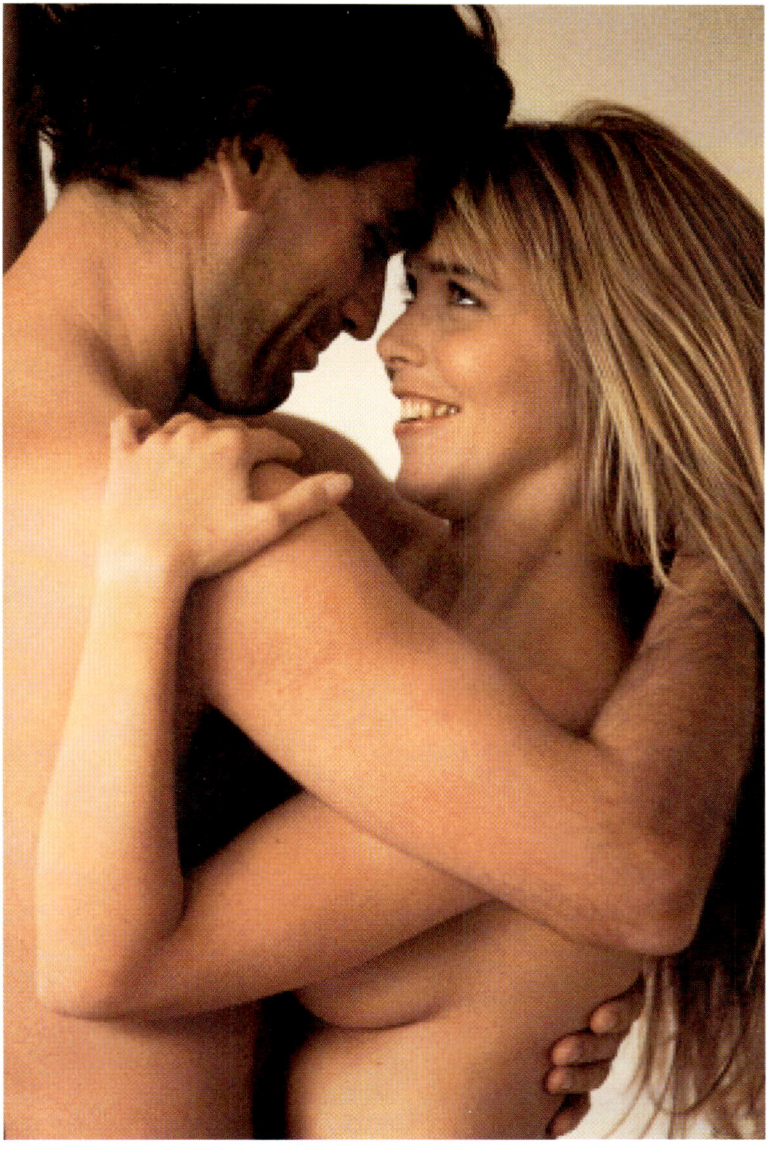

Blasenentzündung durch Geschlechtsverkehr

Leider gibt es keine genauen Zahlen darüber, wie viele Blasenentzündungen auf Geschlechtsverkehr zurückzuführen sind. Man darf annehmen, daß alle Bräute in den Flitterwochen mehr oder weniger wund sind; aber man kann außerdem annehmen, daß für viele aufgrund nachlässiger Hygiene eine ausgewachsene Flitterwochenzystitis daraus wird. Früher nannte man das, verschämt kichernd, »Brautkrankheit« oder »Flitterwochenkrankheit«. Die Ärzte klopften der jungen Frau dann wohlwollend väterlich auf die Schulter und verschrieben ihr, sofoern schon vorhanden, Sulfonamide oder Antibiotika für den Fall, daß es sich tatsächlich um eine Infektion handelte.

Letzten Endes bestimmt Ihr Sexualtrieb, wie wund Sie nach einer Liebesnacht sein werden. Wenn Sie stundenlang herummachen, fördert das das Wundsein natürlich mehr, als wenn Sie nur eine halbe Stunde am Tag damit zubringen.

Ein Arzt seufzte einmal, er wünschte, der Brauch der Flitterwochen würde endlich aufhören, damit die jungen Bräute nicht mehr so leiden müßten. Das ist gut gemeint, aber es bedarf natürlich keiner offiziellen Flitterwochen, um diese Art von Zystitis zu bekommen. Wer hätte nicht den Wunsch, einmal ausgiebig nichts anderes als Sommer, Sonne und Sex genießen zu können? Das gilt für verheiratete wie unverheiratete Paare und auch, wenn beide vor der Ehe schon genügend sexuelle Erfahrungen hatten. Auch Paare, die einander lange nicht gesehen haben, werden sich beim Wiedersehen wie Flitterwöchner in die Arme fallen.

! Genaugenommen genügen mehrere Male ausgiebiger Beischlaf hintereinander, um Mann und Frau ausgesprochen wund zu machen.

Frage: Warum?

Antwort: Weil die Haut im Schambereich zehnmal empfindlicher ist als jede andere Körperpartie.

Frage: Und warum kann der Geschlechtsverkehr eine Entzündung oder Infektion auslösen?

Antwort: Weil Scheiden- und Dammbereich der Frau und Penis des Mannes mit Bakterien übersät sind, die gefährlich werden können, wenn sie nicht vor dem Verkehr weggewaschen werden.

Für eine große Anzahl von Blasenentzündungen ist der Geschlechtsverkehr verantwortlich zu machen. Da es aber vielen Frauen offenbar widerstrebt, über solche Zusammenhänge zu sprechen, ist die Diagnose manchmal recht schwierig. Erstaunlicherweise gibt es immer noch

Unwissenheit unter Ärzten

Ärzte, die nicht glauben wollen, daß ein Beischlaf einen Zystitisanfall auslösen kann. Eine derartige Unwissenheit bei einem Arzt ist eine

Schande, vor allem wenn man bedenkt, daß die »Brautkrankheit« schon im 18. und 19. Jahrhundert bekannt war.

Seit dieser Zeit hat sich im Sexualverhalten zwischen Mann und Frau einiges geändert. Heutzutage ist die seit Jahrhunderten praktizierte Missionarsstellung (Mann oben, Frau unten) nur eine von vielen Möglichkeiten, sich zu lieben. Mit der allgemeinen und teilweise sogar kostenlosen Verbreitung von Verhütungsmitteln ist der Liebesakt häufiger und freizügiger geworden. Sexmagazine propagieren alle möglichen Varianten, von denen einige geradezu halsbrecherisch sind, allesamt jedoch den sexuellen Appetit steigern sollen. Früher begann das verantwortungsbewußte Geschlechtsleben schon in jungen Jahren. Nach der ersten Menstruation galt das junge Mädchen als erwachsen und mußte sich zurückhaltend benehmen. Früher wurde man aber auch nicht ununterbrochen an seinen Sextrieb erinnert; die Aufforderung zum Sex schrie einem nicht, wie heute, aus Radios, Stereoanlagen, Kinos, Fernsehfilmen, Zeitungskiosken, Illustrierten und Plakaten entgegen. Die weiblichen Geschlechtsorgane mußten früher bei weitem nicht so ein Bombardement mechanischen Sexes aushalten wie heute:

Moderne Freizügigkeit

! Das heißt natürlich nicht, daß den Frauen der Sex keinen Spaß macht. Im Gegenteil, sie suchen ihn. Wer lange keinen Sex hat, kann deswegen Depressionen bekommen. Und bestimmt sind viele Depressionen im mittleren Alter darauf zurückzuführen, daß mit dem Geschlechtsleben aufgehört wurde. Erst wenn man lange Zeit keinen Sex mehr hatte, weiß man, wie wichtig das für die geistige und körperliche Verfassung ist.

Sexuelle Kontakte in Anstalten

In einigen fortschrittlichen Anstalten für Geisteskranke werden sexuelle Kontakte zwischen den Insassen als eine Art Beruhigungstherapie akzeptiert. Ich kenne eine Anstalt, in der Frauen oder Mädchen, die man in kompromittierenden Situationen »ertappte«, mit der Pille »abgesichert« wurden; dann ließ man sie mit dem gewählten Partner für eine Stunde oder länger in einem stillen Zimmerchen allein. Dort konnten die beiden ihren Emotionen und Frustrationen auf menschenwürdige Weise Luft machen, und die Unruhe in den Krankensälen ließ merklich nach.

> Was die Nahrung für den Körper ist, ist der Sex für den Geist. Sex oft zu haben und dann, wenn man ihn will, ist ein erstrebenswertes Ziel. Aber wer für ein reges Sexualleben »verfügbar« sein will, muß seinen Körper und seine Geschlechtsorgane pfleglich behandeln!

Manchen Gynäkologen fällt nichts Besseres ein, als ihren Zystitispatientinnen zu raten, »es« doch mindestens sechs Monate »ganz aufzugeben«. Das ist unerhört! Schlichte Logik sagt einem, daß dieser Rat nichts nützen wird. Die Blasenentzündung hatte womöglich überhaupt nichts mit dem Geschlechtsverkehr zu tun, und selbst wenn es so war, fangen die Zystitisattacken einfach wieder an, sobald die Patientin nach sechs Monaten wieder mit jemandem schläft!

Gesundheitliche Risiken kennen

Der ganz normale Beischlaf birgt viele Risiken für die Gesundheit: Er kann Zystitis hervorrufen, und er kann einem die Lust auf weitere sexuelle Begegnungen verderben. Aber nur wer die Risiken kennt, kann dafür sorgen, daß sie ihm nicht das ganze Geschlechtsleben verderben. Erst dann fühlt man sich frei, seinen Bedürfnissen so oft nachzugeben, wie man will.

Verhütungsmittel

Wer kein Baby haben will, muß sich vor dem Beischlaf Gedanken über Verhütungsmethoden machen. Die Wahl des Mittels wird davon abhängen, ob man es verträgt oder ob es Unwohlsein bereitet.

Nach Einnahme der Pille kann es leicht zu Gewichtszunahme am ganzen Körper, besonders an Beinen und Brüsten kommen. Wenn diese Schwellungen auch nach mehreren Monaten nicht nachlassen, entspricht die Pille vielleicht nicht Ihrem Hormonhaushalt. Auch Kopfweh und erstmaliges Auftreten von Scheidenausfluß könnten Sie dazu bewegen, ein anderes Mittel oder eine andere Methode zu wählen. Falls die Pille bei Ihnen Ausfluß und Scheidenentzündung bewirkt, sollten Sie sie absetzen. Begleiterscheinungen dieser Art sind nämlich so unangenehm, daß sie Sie bald ganz von der Sache abhalten könnten, womit die ursprüngliche Absicht der Empfängnisverhütung gegenstandslos würde. Vielleicht gibt es aber für Sie auch eine Pille mit einer anderen Zusammensetzung, die Sie vertragen.

Dazu der Brief einer Patientin:

»Ich bin 29 Jahre alt und habe seit sechseinhalb Jahren immer wieder Blasenentzündung. Während dieser Zeit nahm ich die Pille, bis mir allmählich dämmerte, daß es da einen Zusammenhang geben könnte. Erst vor einem Monat habe ich von der Pille auf eine Minipille umgestellt, die mein Arzt bei einigen Patientinnen ausprobiert. Seitdem hat mein Wundsein praktisch aufgehört, und Sex und Wein haben diesen Monat einmal nicht den gewöhnlichen unerfreulichen Effekt gehabt.«

Spermienabtötende Gels

Auch spermientötende Cremes oder Gels können Probleme verursachen. Sie können allergische Reaktionen und Reizungen in der Scheide hervorrufen, desgleichen am männlichen Glied. Die durch die Creme in der Scheide entstandene Entzündung wird noch verschlimmert, wenn der Penis des öfteren heftig bis an den Gebärmutterhals stößt. Schon bei Frauen, die nicht zu Zystitis neigen, kann der Gebrauch dieser Cremes zu Brennen in der Vagina führen, erst recht jedoch bei Frauen, die eine empfindliche Blase haben.

! Das Brennen kann so stark werden, daß Sie schließlich meinen, Ihr ganzer Unterleib steht in Flammen! Kaltes Wasser hilft zwar dagegen, aber gegen die chemische Reaktion, die tief in den Scheidenschleimhäuten stattfindet, kann es nichts ausrichten. Bald wird auch die Harnröhre mitbetroffen sein, besonders, wenn während des Verkehrs kleine Partikelchen der Creme in die Harnröhre gelangt sind. Binnen kurzem stehen auch Harnröhre und Blase wie in Flammen.

Ausnahmefall

Abgesehen davon, daß kalte Kompressen auf den Dammbereich nützlich sein können, wird Ihnen nichts anderes übrigbleiben, als das gesamte Selbsthilfeprogramm gegen einen akuten Anfall abzuspulen. Bei einer Allergie auf eine spermientötende Creme könnte der Ausnahmefall gegeben sein, daß eine Vaginalspülung mit kaltem Wasser angebracht ist.

Hier ein typisches Beispiel für solch eine Allergie:

Sterilisierung des Mannes

»Meine erste Zystitisattacke vor fünf Jahren schien mit der Verwendung eines chemischen Verhütungsmittels zusammenzufallen. Alle Nieren- und Blasentests und alle Röntgenuntersuchungen verliefen negativ. Das Natron half zwar gegen die Schmerzen, aber jedesmal, nachdem ich mit meinem Mann geschlafen hatte, wurde es schlimmer. Ich fragte immer wieder, ob meine Zystitis nicht durch dieses Gel verursacht werden könnte, aber man antwortete mir, das sei barer Unsinn! Das bekam ich mehrmals zu hören. Leider hatte ich seit der Geburt meiner Zwillinge verschiedene Probleme mit mechanischen Vorrichtungen und auch mit der Pille. Deshalb hatte ich mich für dieses Mittel entschieden und wollte auch dabei bleiben. Dann hörte ich aber doch damit auf und experimentierte mit einer anderen Verhütungscreme, gegen die leider mein Mann etwas hatte. Nach einigen Wochen ließen aber meine Schmerzen und Zystitisanfälle nach, und der Arzt der Familienberatungsstelle bestätigte mir schließlich, daß ich allergisch gegen das Gel sei und möglicherweise noch gegen andere chemische Produkte. Mein Mann löste schließlich das Problem, indem er sich sterilisieren ließ. Der Arzt wies mich aber darauf hin, daß so eine Allergie bis zu fünf Monaten nach der letzten Verwendung des Gels oder der Creme bestehen bleiben könne. Kürzlich

traf ich eine Frau, die seit zehn Jahren Zystitis hat. Eines Tages nahm sie statt des chemischen Verhütungsmittels die Pille und hatte seitdem keine Beschwerden mehr.«

Die Nebenwirkungen der Verhütungsmittel sind bei jeder Frau verschieden. Hier eine weitere Geschichte:

»Wir haben immer eine spezielle Creme benutzt, die uns in unseren 23 Ehejahren nie im Stich gelassen hat. Dann bekam ich immer häufiger aus mir unerklärlichen Gründen Zystitis und mußte sogar zu Valium greifen. Die Ärzte im Krankenhaus wußten auch nicht, woher die Anfälle kamen. Allmählich kam mir der Verdacht, daß ich allergisch gegen die Creme sein könnte oder aber gegen den Samen meines Mannes, denn mir war aufgefallen, daß meine Attacken nach seiner Operation am Hoden schlimmer geworden waren. Wir überlegten, wie wir das herausfinden könnten, und benutzten von nun an Präservative. Dabei blieben wir sechs Monate lang. Ich bekam keine Zystitis, bis auf das eine Mal, als wir wieder die Creme benutzten, um zu sehen, was passiert. Nun wissen wir es also: Entweder bin ich allergisch gegen die Creme oder gegen meinen Mann!«

Präservative

Bei einer anderen Frau begann die Zystitis nach der Sterilisation ihres Mannes, aber es wäre zu kühn, darüber eine Theorie aufstellen zu wollen.

Häufiger stellte sich heraus, daß bei den Frauen eine Allergie gegen die von ihrem Partner benutzten Gummikondome bestand!

Aber das waren insgesamt nicht so viele Frauen, und möglicherweise waren noch andere Faktoren beteiligt. Die Präservative sind allerdings heute nicht mehr so einfache Dinger, wie sie es früher waren. Heute haben sie exotische Farben und sind mit »extra-sensiblen« Rillen ausgestattet. Wenn sie Ihnen nicht weh tun, benutzen Sie sie ruhig. Hier gehen Sie am besten nach der Faustregel vor: Wenn es angenehm ist und keine unliebsamen Nebenwirkungen hat, dann ist es richtig für Sie.

Pessar, Kappe, Spirale

Auch mechanische Verhütungsmittel wie zum Beispiel das Pessar, die Zervixkappe oder die modernere Spirale schaffen Probleme. Der breite, feste Rand der Zervixkappe kann während des Verkehrs gegen den Gebärmutterhals und den oberen Teil der Vagina stoßen. Infektionen werden gefördert, wenn man vergißt, die Zervixkappe nach dem Verkehr herauszunehmen, oder wenn die Kappe während des Verkehrs gegen die nahegelegene Blase drückt.

Die Intrauterinspirale muß von einem geschulten und geschickten Arzt eingesetzt werden. Gelegentlich wird die Spirale beim Einsetzen leicht verkantet, geknickt oder verdreht. Das ist ein Malheur, das selbst ein Arzt mit geübtem Blick manchmal erst nach dem Wiederherausnehmen der Spirale erkennen kann. Dafür können Sie es fühlen! Schon der kleinste Knick in der Spirale kann sich äußerst unangenehm durch ziehende, krampfartige Schmerzen in der Gebärmutter bemerkbar machen. Bei Frauen, die Schwierigkeiten bei der Geburt hatten, heißt es oft, die Spirale käme für sie wegen alter Narben und Verletzungen nicht in Frage.

Für Blasenpatientinnen bestehen auch deshalb Bedenken gegen die Spirale, weil das in die Vagina herabhängende Fädchen zu aufsteigenden Infektionen führen kann. Auch die monatlichen Blutungen sind bei den meisten Spiralenträgerinnen stärker als sonst. Es ist ganz offensichtlich, daß bei Frauen mit Intrauterinspirale die Infektionen der Gebärmutter und des Gebärmutterhalses beträchtlich ansteigen. Also, überlegen Sie es sich!

Wenig Östrogen

Wenn Sie den Eindruck haben, daß ein Wundsein zusammen mit einer neuen Verhütungsmethode beginnt, sollten Sie das sehr ernst nehmen. Probieren Sie aus, was geschieht, wenn Sie diese Methode absetzen und dann wieder damit anfangen. Wenn es sich dabei um die Pille handelt, sollten Sie jedoch bedenken, daß bestimmte Wirkungen der Pille noch Monate danach anhalten können. Für alle empfindlichen Frauen sind Pillen mit niedrigem Östrogengehalt zu empfehlen, das heißt alle Pillensorten, die nur 0,30 bis 0,75 Milligramm Östrogen pro Pille enthalten.

Verhärtungen nach Sterilisation der Frau

Die Sterilisierung wird bei Frauen erst in jüngerer Zeit als Mittel zur Empfängnisverhütung in Betracht gezogen. Da bei der Sterilisation die Eileiter durchtrennt, abgetrennt oder abgebunden werden, sammeln sich manchmal Eizellen an, die nun nicht mehr durch die Eileiter hindurch ausgestoßen werden können. Das führt gelegentlich zu Stauungen und schmerzhaften Verhärtungen im Becken und kann den Beischlaf beeinträchtigen. Dabei können sich die Schmerzen auch auf die Blase ausdehnen.

Als Frau muß man sich wohl an die Idee gewöhnen, die Verhütungsmethode mehrmals im Leben zu wechseln. Nach Ihrem letzten Baby oder wenn Sie um die 40 sind, könnte vielleicht auch Ihr Mann eine Sterilisation (Vasektomie) bei sich in Erwägung ziehen. Einige Ärzte werden bestimmt protestieren – aber das sind eben Männer! Frauen, die 15 oder 20 Jahre ihres Lebens die Last der Empfängnisverhütung auf sich genommen haben und die Mühe des Kinderkriegens noch dazu, dürfen wohl von ihrem Mann erwarten, daß er einen Tag im Krankenhaus zubringt. Es wird ihm ungefähr noch zehn Tage lang etwas weh tun, aber Ihnen hat es nach der Geburt auch weh getan, und sogar noch länger!

Für ein Verhütungsmittel gilt also:

- Wenn Sie es vertragen und Sie dabei gesund sind, nehmen Sie es.
- Wenn ungewöhnliche Schmerzen oder sonstige Beschwerden auftauchen, sollten Sie denen genauer nachgehen und sie nach Möglichkeit beseitigen.
- Wenn es ständig weh tut, wählen Sie ein anderes Mittel, oder lassen Sie sich über eine andere Methode (z.B. das Messen der Basaltemperatur) aufklären.

Nachdem Sie vor einigen Verhütungsmitteln gewarnt wurden, die möglicherweise Zystitis auslösen, können wir zum Thema eigentlicher Liebesakt übergehen.

Hygiene »vorher« und »nachher«

Alle Frauen »wissen«, wenn sie gerade Verkehr gehabt haben. Die Scheide ist gerötet und oft angeschwollen. Die inneren Schamlippen können sogar sehr anschwellen und dunkelrot und druckempfindlich werden. Der ganze Dammbereich wird sich feucht und klebrig anfühlen, nur Sie fühlen sich herrlich! Gerade in dieser euphorischen Stimmung nach dem Liebesakt, in der Sie keinen Gedanken an Zystitis verschwenden wollen, können Sie eine Attacke am ehesten verhindern. Was Sie in der nächsten Viertelstunde »danach« tun oder unterlassen, kann darüber entscheiden, ob Sie am nächsten Tag wieder fit und »bereit« sind oder ob Sie zum Arzt laufen müssen.

Hygienische Maßnahmen bald »danach«

Wenn die äußeren Schamlippen geschwollen sind, deutet das darauf hin, daß es auch im inneren Bereich ähnlich aussieht, und Sie sollten alles daran setzen, daß die Schwellung zurückgeht. Andernfalls werden sich in jedem kleinsten Riß in Ihrem Scheidengewebe einige der zahlreichen Bakterien festsetzen, die bei Ihnen im Dammbereich herumschwirren. Die Schwellung Ihrer Scheide geht mit einem unglaublich billigen und einfachen Produkt wieder zurück: mit Wasser! Kühlen Sie die Scheide mit Wasser!

Schwellung kühlen

Handwarmes, kühles oder kaltes Wasser hilft dabei, Scheiden- und Dammbereich abschwellen zu lassen. Verwenden Sie es, wie im Kapitel »Ein offenes Wort zur Sauberkeit« beschrieben. Wenn Sie das Wasser aus der Dusche oder, falls nicht vorhanden, aus der Flasche über die Schamgegend laufen lassen, können Sie auch gleich die Scheide innen etwas waschen. Reinigen Sie mit Ihrer freien Hand vorsichtig den gesamten Bereich, während das Wasser über Ihre Haut läuft. Halten Sie kurz ein, und lassen Sie Urin, um die Harnröhre durchzuspülen. Es brennt vielleicht ein bißchen, aber das macht nichts. Falls Sie das Urinlassen *»danach«* vergessen, bleiben die diversen Bakterien in der Harnröhre drin, und das Brennen wird hinterher noch stärker sein. Trinken Sie ein Glas Wasser, damit die ausgeschiedene Flüssigkeit ersetzt wird!

Urin lassen

Wasser trinken

Wie läßt sich eine Blasenentzündung nach dem Geschlechtsverkehr verhindern?

- Hände waschen.
- Nach dem Verkehr Urin lassen, um die Bakterien aus der Harnröhre auszuspülen.
- Kühles Wasser aus der Dusche oder aus einer Flasche mit Wasser über Scheiden- und Dammbereich laufen lassen, um die Entzündungsgefahr zu vermindern.
- Sorgfältig mit dem Handtuch trockentupfen.
- Mindestens eine Stunde nach dem Verkehr mit hochgelagerten Füßen ausruhen, sofern er untertags stattfand. War der Geschlechtsverkehr abends, braucht Ihr empfindliches Scheidengewebe die gesamte Nachtruhe, um sich zu erholen.

Für Blasenpatientinnen sollten Urinlassen und anschließendes Duschen oder Waschen zum festen Bestandteil des Liebesnachspiels gehören. Ist das vollbracht, sollten Sie sich ins Bett legen und ruhen. Da der Beischlaf doch meistens am Abend stattfindet, folgt die Bettruhe wahrscheinlich automatisch. Findet er jedoch am Tage statt, dann ziehen Sie sich bitte nicht gleich danach wieder an, und machen Sie keine größeren Spaziergänge. Setzen oder legen Sie sich hin, und lassen Sie das Unterhöschen ausgezogen, damit so viel frische Luft wie möglich an Ihren Unterleib kommt. Erinnern Sie sich noch an die Geschichte von den Bräuten, die ohne Unterhose herumliefen? Warum machen Sie es nicht genauso?

Duschen oder Waschen »danach«

Luft an den Unterleib lassen

Wenn Sie zu Hause sind, gibt es keinen Grund, warum Sie das nicht tun sollten, und es hilft dem Scheidengewebe, sich zu erholen. Ihr Körper braucht diese »Nachsorge«, egal, ob der Beischlaf tags oder nachts erfolgte, und egal, ob Sie einen Orgasmus hatten oder nicht. Und wenn es 1 Uhr nachts ist – bequemen Sie sich aus dem Bett, lassen Sie Urin, trinken Sie ein Glas Wasser, und waschen Sie sich. Die Prozedur zahlt sich aus!

Jetzt wissen Sie, wie Sie sich am besten vor Wundsein und darauf folgenden Infektionen schützen können. Doch es gibt noch mehr zu beachten, und zwar vor und während des Beischlafs.

Die beschriebene Waschprozedur ist ein absolutes Muß für »danach«. Aber das gleiche gilt auch für »davor«!

Wenn Sie gerade aus dem Büro nach Hause geeilt sind, um das Abendessen zuzubereiten, und Ihr Freund kommt schon früher als erwartet in verliebter Stimmung nach Hause, dann entwinden Sie sich seinen Armen, und murmeln Sie eine Entschuldigung: Bin gleich zurück! Lassen Sie Urin, wenn Ihre Blase sich irgendwie bemerkbar macht, und duschen oder waschen Sie sich schnell mit dem Wasser aus der Flasche. Das Ganze ist in ein paar Minuten erledigt. Er wird Sie gern solange entschuldigen, und Ihre Ausgangsposition ist entschieden besser.

Beim Beischlaf im ehelichen Bett in etwas ruhigerer und entspannterer Atmosphäre sollte die Zystitis-»Kandidatin« noch an andere Dinge denken:

! Eine volle Blase und ein voller Enddarm bilden sozusagen feste Hindernisse, gegen die ein erigierter Penis drückt. Die Scheide, die zwischen gefüllter Blase vorne und gefülltem Darm hinten eingeklemmt ist, wird unweigerlich beim Verkehr gequetscht. Manchmal kommt hinzu, daß sich vor und während der Periode der Gebärmutterhals etwas mehr herabsenkt als sonst. Unter all diesen Umständen kann es in Ihrer Vagina ziemlich eng werden, erst recht, wenn noch ein Penis hineinpassen soll.

Regelmäßiger Stuhlgang

Wenn Sie sexuell aktiv sind, sollten Sie daher auf regelmäßigen Stuhlgang achten. Versuchen Sie, die Sache möglichst zu einer unauffälligen Tageszeit hinter sich zu bringen, in der Sie ganz ungestört sind. Waschen Sie sich danach wie beschrieben. Leeren Sie Ihre Blase vor dem Verkehr, wenn sie voll ist oder sich durch Kribbeln oder sonstwie bemerkbar macht. Versuchen Sie, etwas Urin zurückzuhalten, damit Sie noch ein bißchen für »danach« übrig haben.

Auch zwischendurch ins Bad

Wenn Sie mit einem längeren Liebesakt befaßt sind, sollten Sie sich zwischendrin immer mal wieder für einen Ausflug ins Bad absentieren. Trauen Sie sich ruhig, denn wenn Sie wegen eines komischen Gefühls in der Blasengegend irgendwie verspannt sind, werden Sie bestimmt keinen Orgasmus haben.

»Reizphase« der Alkoholausscheidung

Haben Sie vor dem Sexakt Alkohol getrunken, dann befindet sich Ihre Blase möglicherweise gerade mitten in der »Reizphase« des Alkoholausscheidens. Viel konzentrierter Alkohol kombiniert mit viel Sex kann eine Zystitis 12 bis 15 Stunden später ergeben. Wenn Sie sorglos genug waren, dem Alkohol und dem Sex zuzusprechen, dann genießen Sie die Erinnerung an das schöne Erlebnis, aber setzen Sie gleich den

Kessel für die Wärmflasche auf, und trinken Sie mindestens eineinhalb Liter Wasser bei den ersten Schmerzesanzeichen in der Harnröhre. Diese ersten Signale dürfen Sie nicht ignorieren!

Während der Menstruation

In den vergangenen Jahrhunderten war der Beischlaf während der Menstruation absolut tabu, und viele Religionen verbieten das heute noch. Aus gutem Grund. Blut ist nämlich der ideale Nährboden für Keime, weshalb zum Beispiel auch die zweieinhalbtägigen Bakterienkulturen in den Labors auf einer Blut- und Glukoselösung angelegt werden. Ihr Menstruationsblut unterscheidet sich nicht vom normalen Blut. Bei sorgfältiger Hygiene, einem zartfühlenden Mann und jeder Menge Handtüchern besteht jedoch eigentlich kein Grund zur Abstinenz, wenn Sie das Gefühl haben, daß es unbedingt sein muß. Aber die ganze Sache sollte langsam und mit Bedacht vor sich gehen. Im Gebärmutterhals steckt das angesammelte Blut, und »da oben« ist jetzt alles recht empfindlich. Geben Sie Ihrem Partner zu verstehen, wenn es irgendwie weh tut. Sofern er kein Sadist ist, wird er dann langsamer und rücksichtsvoller zu Werke gehen.

Analverkehr

Analverkehr ist zwar nicht gerade neu, aber heutzutage wird er öfter praktiziert – unter anderem eine Reaktion auf die allgegenwärtige Pornographie.

! Analverkehr ist ein enormes Risiko für die Gesundheit. Wie Sie aus diesem Buch bereits wissen, wimmelt es im Darm von Millionen von Bakterien. Wenn ein fäkalienverschmutzter Penis nach dem Analverkehr in Ihre Scheide eindringt, kann sich daraus eine schwere, äußerst peinsame Scheideninfektion entwickeln. Sie werden mehrere Wochen keinen Verkehr mehr haben können, und wenn Sie sich schämen, deshalb zum Arzt zu gehen, werden Sie ziemlich krank sein. Wenn Sie also unbedingt Analverkehr haben müssen, dann leeren Sie vorher den Darm, und bestehen Sie absolut darauf, daß der Mann ein Kondom benutzt.

Das Kondom muß nach dem Zurückziehen des Glieds sofort weggeworfen werden. Dann müssen Sie den Verkehr abbrechen, um sich die Hände zu waschen, unter den Fingernägeln zu bürsten und den After mit etwas Seife zu waschen. Überlegen Sie, ob Ihnen das Ganze das Gesundheitsrisiko wert ist!

Verletzung des Gebärmutterhalses

Bei tiefer und starker Penetration in die Vagina kann der Gebärmutterhals angestoßen und verletzt werden; außerdem können Narben von der Geburt gezerrt werden, die besser in Ruhe gelassen würden. Falls in Ihrer Scheide eine wunde Stelle ist, sollten Sie den Gynäkologen um Rat und Hilfe bitten. Wenn Sie auf medizinischem Wege nichts erreichen, sollten Sie und Ihr Partner Positionen wählen, bei denen ein direkter

Druck auf die wunde Stelle vermieden wird. Experimentieren Sie, und zögern Sie nicht, Schmerzen an irgendeiner Stelle kundzutun!

Vibratoren

Vibratoren sind auch eine neuzeitliche Errungenschaft. Vibratoren sollten sorgfältig gewaschen, wenn nicht sogar sterilisiert werden. Bewahren Sie den Vibrator in einem Beutel oder Behälter auf, den Sie häufig reinigen. Gehen Sie vorsichtig mit den Dingern um. Schürfen Sie sich nicht die Haut auf, und mahlen Sie Ihren Unterleib nicht zu Brei!

! Oraler Sex ist heutzutage sehr populär geworden. Als Folge davon sehen die Ärzte immer mehr Männer und Frauen mit Herpes, mit Mund- und Racheninfektionen und mit Mundpilzen. Eine Reihe von Infektionen kann durch oral-genitalen Kontakt übertragen werden. Der Arzt für Haut- und Geschlechtskrankheiten wird in diesem Fall nachfragen, ob Sie unlängst Oralverkehr hatten.

Herpesvirus

Gegen das Herpesvirus gibt es bislang noch kein Mittel. Fest steht nur, daß das Virus durch Kontakt mit den Herpesbläschen übertragen wird. Es gibt eine – bislang unbewiesene – Theorie, nach der sich die Zusammensetzung des Scheidenmilieus ändert, sobald Speichel hinzukommt, und das begünstigt angeblich die Entstehung von Viren. Danach werden dann die Viren durch oralen und genitalen Kontakt weiter verbreitet. Herpes kann an Mund und Nase und an den Genitalorganen beider Geschlechter auftreten. Halten Sie sich fern von jemandem mit entzündeten Mundwinkeln, und erkundigen Sie sich bei Gelegenheitsbekanntschaften vorher diskret nach eventuellen Krankheiten. Im Zweifelsfall sollten Sie darauf bestehen, daß er ein Kondom benutzt!

Es ist auch nicht gerade das Gesündeste, wenn eine Frau Halsentzündung hat und oralen Sex betreibt, ebensowenig wie ein Partner mit

Pilze

Pilzen am Penis gesundheitsförderlich ist. Pilze im Rachen von Frauen ist in den Arztpraxen von heute keine Seltenheit mehr, und die Ärzte wissen warum! Da die jungen Leute von heute öfter miteinander schlafen und sich mehr einfallen lassen im Bett, ist es ratsam, dafür zu sorgen, daß das Vergnügen nicht getrübt wird. Es ist absolut nicht nötig, jedesmal danach durch Krankheit gestraft zu werden. Man muß einfach begreifen, daß potentielle Krankheitserreger immer da sind. Es kommt nur darauf an, deren Aktivität zu hemmen, damit Sie ungehemmter aktiv sein können.

Feuchtigkeit der Vagina

Nicht immer ist die Scheide genügend feucht, um den Penis mühelos eindringen zu lassen. Dringt der Penis in eine trockene geschlossene Vagina ein, dann kommt es leicht zu Hautrissen. Das tut dann nicht nur während des Geschlechtsakts weh, sondern es können sich auch später im verletzten Gewebe Krankheitserreger festsetzen.

Bewahren Sie deshalb ein Spezialgleitmittel in Reichweite neben Ihrem Bett auf. Diese Gleitmittel sind meist farblos und haben eine gelartige Konsistenz. Sie sind steril und frei von chemischen Zusätzen, die Allergien oder Reizungen hervorrufen könnten. Man bekommt dieses Gleitmittel ohne Rezept in jeder Apotheke. Benutzen Sie es nach Bedarf: eine Fingerspitze davon oder auch die halbe Tube. Aber nehmen Sie nur ein speziell für diesen Zweck hergestelltes steriles Gleitmittel aus der Apotheke, nicht irgendeine Creme!

Stimulierendes Gleitmittel

Ein Gleitmittel vor Beginn des Liebesaktes oder während längerer Aktionen ist äußerst hilfreich. Die Männer wissen es zu schätzen, und Sie müssen sich nicht unter dem Vorwand entziehen, Sie seien zu müde! Sie werden sehen, wie Sie der Gedanke beflügelt, im Bedarfsfall zu dem Gleitmittel greifen zu können, und wie schnell Sie sich von der angenehmen Stimmung mitreißen lassen. Das Gleitmittel ist aber nur zur Erleichterung des Geschlechtsverkehrs gedacht oder wenn Sie Schwierigkeiten haben, einen Tampon einzusetzen. Es ist keine Heilsalbe für wunde Stellen in Ihrer Schamgegend!

Der Mann als Entzündungsverursacher

Bis jetzt galten die Anweisungen in diesem Buch speziell den Frauen; aber was der männliche Partner tut oder unterläßt, ist ebenso wichtig. Er kann bei seiner Frau oder Freundin jahrelange äußerst unangenehme Blasenbeschwerden hervorrufen. Deshalb ist es so wichtig, den Mann darauf hinzuweisen, welche Rolle er bei der Verursachung von Entzündungen spielt. Ein Mann schrieb mir:

»Was mich an Ihrer Fernsehsendung überrascht hat, war, daß die Ehemänner so glimpflich davonkamen. Ich glaube, daß nur wenige Ehemänner sich um solche Dinge kümmern, wie zum Beispiel Händewaschen vor dem Sex; dazu sind sie zu sehr mit der Vorfreude auf die kommenden Dinge beschäftigt und nicht selten noch dazu vom Alkohol vernebelt. Kein Sexhandbuch, das ich aufschlage, weist darauf hin, wie wichtig die Hygiene des Mannes ist. Ich bin fest davon überzeugt, daß ich jahrelang zur Zystitis meiner Frau beigetragen habe. Abgesehen vom Sex sind die wenigsten Männer besonders heikel mit ihrer Unterwäsche, und es sieht oft so aus, als würden sie sie kaum in die Wäsche geben. Die Lebensumstände unserer heutigen Kultur machen den Mann eindeutig zum Verursacher vieler Zystitiserkrankungen. Dessen bin ich mir zu 100% sicher! Ich werde jedenfalls alles tun, um die Schmerzen und das Leid, das ich meiner lieben, sich nie beklagenden Frau in all den Jahren zugefügt habe, wieder gutzumachen.«

Männer mit Harnwegsproblemen

Dieser Mann und viele andere würden alles tun, um ihrer Frau zu helfen, wenn sie nur genau wüßten, was und wie. Männer mit Harnwegsproblemen, die ja auch zur Zystitis ihrer Frau beitragen, werden im nächsten Kapitel gesondert behandelt. Aber was Männer alles tun können, um eine sexuell ausgelöste Zystitis bei ihrer Partnerin zu vermeiden, soll hier an dieser Stelle erläutert werden.

Zuallererst muß er sich vergewissern, daß er keine irgendwie geartete Infektion hat, mit der er seine Partnerin ansteckt. Falls doch, muß er den Infektionsherd beseitigen!

Infektionsherde sanieren

Der unbeschnittene Mann sollte darauf achten, daß sich seine Vorhaut am Penis richtig zurückschieben läßt. Er sollte keine Gelegenheit auslassen, die Vorhaut zurückzuschieben und sich darunter zu waschen. Wenn er jeden Tag duscht oder badet, ist das schon ganz passabel! Außerdem schadet es bestimmt nicht, wenn er sein Glied schnell wäscht, bevor er mit einer Frau schläft. Das gilt besonders, wenn er den ganzen Tag unterwegs war oder am Arbeitsplatz ins Schwitzen gekommen ist. Der Mann, der sich nicht täglich duscht oder badet, muß sich unbedingt vor dem Verkehr waschen! Das ist bei ihm genauso wichtig wie bei seiner Partnerin.

Wenn der Mann seine Vorhaut nicht zurückschieben kann und die Zystitis seiner Partnerin gleichzeitig mit der sexuellen Beziehung anfing und später bei gleicher Gelegenheit immer wieder auftaucht, dann geht er am besten schnurstracks zum nächsten Arzt. Er soll darauf bestehen, beschnitten zu werden. Er soll sich nicht verunsichern lassen – mit großer Sicherheit ist er es, der die Blasenentzündung bei seiner Partnerin verursacht. Wenn er nichts dagegen unternimmt, hat die Beziehung keine große Zukunft!

Beschneidung

Zustand der Hände

Wie steht es mit seinen Händen? Sind sie sauber und gepflegt? Ob sich diese Frage mit ja beantworten läßt, wird auch von seinem Beruf abhängen. Der Zustand der Hände, besonders von Fingern und Fingernägeln, spielt beim Liebesspiel eine große Rolle. Wenn Klitoris, Schamlippen oder Scheide der Partnerin mit rauhen Fingern stimuliert werden, wird ihr das nicht sonderlich gefallen. Statt dessen wird sie sich verkrampfen und angstvoll seiner nächsten Bewegung entgegensehen. Was der Beruf aus den Händen des Mannes macht, kann die Ursache für die Blasenentzündung seiner Partnerin sein.

Eingerissene Fingernägel

Baustellenarbeit bedeutet, daß er jeden Tag mit eingerissenen Fingernägeln nach Hause kommt. Er soll sie glatt feilen, bevor er mit seiner Frau schläft. Er soll sich die Hände gründlich bürsten, besonders unter den Fingernägeln. Andernfalls bleibt immer etwas Baustellenschmutz darunter, und das kann beim Kontakt mit der empfindlichen Schamgegend zu Entzündungen führen. Was für den Bauarbeiter gilt, gilt für alle manuellen Tätigkeiten, bei denen man mit Schmutz und Staub in Berührung kommt!

Jede grobe Arbeit, die Schwielen an den Händen macht und die Nägel abbrechen läßt, kann im hochempfindlichen Scheidenbereich kleine Risse, Quetschungen, Prellungen, wundgescheuerte Stellen oder sonstige Verletzungen hervorrufen.

Auch wenn der Mann im Büro arbeitet, muß er auf den Zustand seiner Hände achten. Büroangestellte haben oft lange Fingernägel. Wenn der Mann seiner Frau oder Freundin keine Schmerzen zufügen will, soll er sich die Fingernägel so kurz schneiden, daß sie nicht über die Fingerkuppe hinausragen. Stehen die Nägel darüber, gibt's Probleme.

Zu lange Fingernägel

Hat er bei seiner Arbeit mit Chemikalien zu tun? Wenn er am Arbeitsplatz mit irgendwelchen Chemikalien in Berührung kommt, sei es mit Färbemitteln, Sprays, Farben oder im Fotolabor verwendeten Stoffen, dann sollte er sich die Hände mehrmals schrubben und waschen, nachdem er zu Hause angekommen ist. Unter Umständen empfehlen sich enganliegende Schutzhandschuhe für die Arbeit am Arbeitsplatz, um häusliches Elend zu vermeiden.

Kontakt mit Chemikalien

! Beim Stimulieren der Partnerin kann der Mann etwas von dem Gleitgel auf seine Fingerspitzen tun, falls ihre Scheide zu trocken ist. Er soll sanft mit ihr umgehen: Streicheln ist besser, als so fest zuzudrücken. Wenn sie Kinder hat, sind von der Geburt vielleicht Narben zurückgeblieben, die nun weh tun können. Beispielsweise kann der Dammschnitt schmerzen, der manchmal bei der Geburt vorgenommen wird, damit das Köpfchen des Babys leichter herauskommt. Solche Narben bleiben empfindlich. Er soll versuchen, diese Narben zu schonen, indem er sie nicht drückt – sie könnten sonst aufreißen, und Bakterien könnten sich festsetzen.

Wenn er mit dem Finger den After der Partnerin berührt oder den Finger sogar etwas hineinsteckt, dann darf dieser Finger nicht mehr mit ins Spiel gebracht werden. Käme dieser Finger in die Scheide, würde das mit Sicherheit eine Infektion mit Kolibakterien ergeben. Das würde dann dem Geschlechtsverkehr für die nächsten zwei Wochen ein vorläufiges Ende setzen.

Noch einmal: Achtung, Kolibakterien!

Vom Herpesvirus war schon die Rede, aber er verdient nochmalige Erwähnung speziell für den Mann. Die Herpesbläschen werden nicht nur beim Küssen auf den Mund übertragen, sondern auch beim Kontakt mit Scheide und Schamlippen. Wenn er und seine Partnerin bislang von solchen Problemen verschont geblieben sind, dann sollten sie sich nicht stören lassen. Kommt es aber zu einer Übertragung dieser Viren oder anderer Bakterien, wissen sie zumindest, warum.

Die Herpesbläschen

Der Mann tut gut daran, bei allen Liebesspielen auf die Reaktionen der Partnerin zu achten. Wenn sich die Partnerin zurückzieht, zögert, »autsch«, »lieber nicht« oder »nein« sagt, dann hat er das zu respektieren. Jede Frau kennt sich selbst am besten und kann ihre unterschiedlichen Stimmungen und Befindlichkeiten selbst am besten beurteilen. So wird die Frau vor der Periode wahrscheinlich keine Position mit hochgezogenen Knien wünschen und keine allzu tiefe Penetration. Passen Sie sich als Mann den Wünschen der Frau an! Verändern Sie Ihre Lage beim Liebesakt, damit der Druck nicht ständig auf der gleichen Stelle in der Scheide lastet, sondern gleichmäßig verteilt ist.

Der Mann sollte nicht in die Partnerin eindringen, wenn sie noch nicht feucht genug und entspannt ist. Wenn die Frau von einem langen, anstrengenden Tag erschöpft ist, dann kann auch der Mann das Gleitmittel zu Hilfe nehmen. Hauptsache, er geht behutsam und vorsichtig zu Werke. Er spürt dann schon, wie sie allmählich nachgibt und sich öffnet.

Behutsames Vorgehen

Behutsames Vorgehen verhindert, daß die Partnerin beim Verkehr wund und aufgescheuert wird und Schmerzen leidet. Und vor allem kann er auch weiterhin mit ihr schlafen, ohne Angst haben zu müssen, daß zukünftige Freuden durch Zystitisanfälle gestört werden. Dazu folgender Brief einer Frau:

»Mein Mann und ich fanden die Sexregeln, die Sie aufgestellt haben, ziemlich übertrieben. Wir dachten, so genau müßten wir es wohl nicht nehmen. Aber seit meiner letzten Attacke im Dezember haben wir uns eines Besseren besonnen. Jetzt können wir zum ersten Mal seit sechs Jahren Ehe angstfrei miteinander schlafen. Wenn ich daran denke, wieviel Kummer und Leid wir uns durch einfache Hygienemaßregeln hätten ersparen können! Natürlich sind wir nicht dreckig, aber solange man keine diesbezüglichen Probleme hat, kommt es einem einfach nicht in den Sinn, sich vor und nach dem Verkehr zu waschen. Ich finde, in den Familienberatungsstellen sollte man neben dem Einpassen von Verhütungsvorrichtungen und der Ausgabe von Pillenrezepten leicht verständliche Informationen über Hygiene- und Sauberkeitsregeln austeilen.«

Mehr Hygiene-Informationen

7 Depressionen und Spannungen als Folgen chronischer Zystitis

Es gibt zwei Arten von Menschen, die zu Depressionen neigen: diejenigen, die an bestimmten Geisteskrankheiten leiden, zu deren Erscheinungsbild Depressionen gehören, und diejenigen, die aufgrund bestimmter Lebensumstände oder Ereignisse eine Depression bekommen.

Geisteskrankheiten und Lebensumstände

In den sechziger Jahren pflegten die Ärzte den Zystitispatientinnen mit Vorliebe zu sagen, sie seien ›überempfindlich‹. Aber, wie eine Frau erklärte: »*Das Problem verschwindet, wenn ich bis oben hin mit Beruhigungsmitteln vollgepumpt bin; doch ich möchte nicht den Rest meines Lebens unter Drogeneinwirkung stehen. Mein Arzt sagt, ich solle mich einfach entspannen und es vergessen; aber das ist völlig unmöglich!*«

! 35% der Frauen mit wiederkehrender Zystitis bekommen Beruhigungsmittel verschrieben – ein Zeichen absoluter ärztlicher Hilflosigkeit. In den sechziger Jahren und Anfang der siebziger Jahre, als die Selbsthilfe bei Ärzten und Patientinnen noch unbekannt war, bekamen Frauen, die nach Zystitisattacken depressiv wurden, unterschiedslos Tranquilizer, z.B. Valium oder Librium, verordnet.

Hoffnungen darauf, daß die Attacken aufhören würden, wurden nicht gegeben. Alles, was die Frauen zu hören bekamen, war: »Sie müssen lernen, damit zu leben.« Daß die Frauen gar nicht mehr wußten, wofür es sich eigentlich zu leben lohnte, wurde ignoriert. Da bei so vielen Patientinnen die Zystitisursachen nicht ergründet werden konnten, wußten die Patientinnen selbst, wie hoffnungslos ihre Lage war. Und währenddessen wurden ihre Attacken immer schmerzhafter, dauerten immer länger, der Harndrang wurde immer stärker, bis es zum Schluß ganz unmöglich war, ein normales Leben zu führen.

Kein normales Leben mehr

Wer nicht verstehen kann, warum man vor einer Zystitisattacke solche Angst haben muß, sei noch einmal daran erinnert:

1. Zystitisattacken können buchstäblich zu jeder Tages- und Nachtzeit auftreten.
2. Wenn der Patientin bewußt ist, daß der Geschlechtsverkehr die Ursache ist, sie aber nicht genau weiß, warum und wieso es deshalb zum Ausbruch einer Attacke kommen kann, und vor allem, wenn sie

Gefürchteter Liebesakt

nicht weiß, wie sie das verhindern kann, wird jeder Liebesakt zum gefürchteten Ereignis.

3. Bei einer Zystitisattacke kann es zu beängstigendem Blutaustritt kommen.

4. Der Schmerz ist unglaublich gemein. Nehmen Sie einmal ein Küchenmesser, schneiden Sie sich in den Finger, und lassen Sie Essig darüber laufen. So scheußlich weh, wie Ihnen jetzt der Finger tut, so weh tut es auch in der Harnröhre.

5. Es gibt keinen einsameren Ort als ein Klo zu nachtschlafener Zeit und keinen einsameren Menschen als eine Frau, die schmerzgekrümmt darauf sitzt und krampfartig Urin lassen muß.

6. Woher sollte ihr Hilfe nahen? Es ist Sonntag, 2 Uhr morgens, und sie lebt auf einem entlegenen Gehöft.

7. Der Hausarzt wird um diese Zeit nicht kommen. Deshalb müssen Sie ihn telefonisch um ein Rezept oder ein paar Pillen bitten, damit Sie das Ärgste überstehen.

8. Die Pillen vom letzten Mal haben nicht geholfen, denn jetzt ist es schon wieder soweit.

Frust des Mannes

9. Ihr Mann hat die Nase gestrichen voll von Ihren Nöten.

10. Sie denken: »Warum muß das ausgerechnet mir passieren?« und »Womit habe ich das verdient?«

In dieser Situation treibt die Verzweiflung viele Frauen in die nächste Krankenhausambulanz, von der aus sie jedoch meist weiter verwiesen werden. Dies ist schließlich kein Fall, in dem es um Tod oder Leben geht, wo bandagiert oder genäht werden müßte. »Ihr Hausarzt wird sich um Sie kümmern«, sagt dann der diensthabende Arzt.

Die Ärztewelt beschäftigt sich nur widerwillig mit Ihnen, um nicht zu sagen gar nicht. Man hat genug von Ihnen, und Ihr Mann ist wütend und frustriert.

Hoffnungslosigkeit

Kein Trost, keine Hoffnung, nur Schmerzen und das sichere Bewußtsein, daß es Ihnen stündlich erbärmlicher gehen wird. Keiner hält Ihre Hand oder Ihre Stirn, wenn Sie im kurzen Nachthemdchen auf dem verriegelten Klo sitzen; keiner versteht Ihren Schmerz; keiner versteht, wie verzweifelt Sie sind; keiner versteht, warum für Sie das Leben sinnlos geworden ist.

Nach fünf Stunden kommt der Urin nur noch tröpfchenweise. Nach dem Abputzen sind auf dem Toilettenpapier Blutspuren zu sehen. Es gibt keinen Urin mehr, der das Blut weggespült hätte. Da ist es: rot und glänzend.

Weil Sie sich nicht mehr länger auf den Beinen halten können, wickeln Sie sich ein Handtuch wie eine Windel um den Unterleib und gehen ins Bett. Die Infektion erreicht jetzt die Nieren, und Sie sind sehr,

sehr müde, frösteln, und jemand bringt eine Wärmflasche. Inzwischen wissen Sie schon gar nicht mehr, was um Sie herum geschieht.

Schließlich und endlich bekommen Sie Antibiotika; aber bis es gelingt, die Infektion unter Kontrolle zu bringen, ist der dritte Tag Ihres Krankseins angebrochen. So heftig, wie die Attacke war, müssen Sie womöglich eine ganze Woche im Bett liegen bleiben. Sie können nicht auf die Hochzeitsfeier von Vetter Franz gehen, Sie können nicht mit Ihrem Mann schlafen, können nichts im Haushalt tun, nicht einkaufen gehen und 14 Tage lang auch nicht zur Arbeit. Mit Ihrem Mann gibt es erst einen heftigen Wortwechsel, und dann herrscht lange Zeit bedrücktes Schweigen. Aber all das tritt in den Hintergrund vor Ihrem alles beherrschenden Gedanken: »Ich halte so ein Leben nicht mehr länger aus!«

Von hier an geht jede Frau einen anderen Weg. Manche reisen von Professor zu Professor, manche finden sich mit ihrem Leiden ab oder geben auf, manche werden geschieden, einige landen beim Psychiater, einige versuchen, Selbstmord zu begehen, oder bringen sich tatsächlich um – es gibt keine Statistiken über all diese Leidenswege. Und was machen die anderen Patientinen? Die anderen haben von der Selbsthilfe gehört.

Eine Freundin sieht zufällig einen Artikel in einer Zeitschrift und bringt ihn vorbei, eine andere hört einen Radiobericht oder sieht eine Fernsehsendung, und Sie lesen nun dieses Buch. Und jetzt probieren Sie die Selbsthilfe aus.

Erfolgsstatistik der Selbsthilfe

In Arztkreisen schätzt man, daß die Vorbeugung mit der Selbsthilfe die Schulmedizin von ihren 30 bis 40% Mißerfolgen befreit. Weitere 10% sind ganz hartnäckige Fälle, in denen es sich aber eigentlich nicht um echte Zystitispatienten handelt. Von den restlichen 60% der durch ärztliche Behandlung gesundeten Patienten kann man sagen, daß sie keine rezidivierende Zystitis hatten, sondern nur gelegentliche Attacken in abgeschwächter Form. Oder es hatte sich im Lauf der Tests und Untersuchungen ein realer medizinischer Grund ergeben, der dann erfolgreich behandelt wurde.

Aber, was das Wichtigste bei der Selbsthilfe ist: Die Patientin schöpft wieder Hoffnung. Das Thema wird in den Medien offener behandelt. Und bei richtiger Selbsthilfe kann eine Attacke gar nicht erst ausbrechen! *Depressionen sind die Folge von wiederkehrender Zystitis und nicht ihre Ursache!* Dieser Sachverhalt wird inzwischen glücklicherweise auch von Ärzten bestätigt – auch das ein Ergebnis der Selbsthilfearbeit.

»Die Ärzte waren früher ziemlich unfreundlich – das kam daher, weil sie sich hilflos und in die Enge getrieben vorkamen.« (Psychiater)

»Schon seit meinem elften Lebensjahr leide ich aus den verschiedensten Gründen, nicht zuletzt wegen stümperhafter Ärzte, an Harnröhrenentzündung. Inzwischen bin ich 60 und habe in meinem Leben nicht viel erreicht. Ich bedauere von ganzem Herzen, einen so ungesunden Körper zu haben; er war meinem ansonsten gesunden Geist das ganze Leben lang eine Last und ist es auch heute noch.« (Mann)

Betroffene Männer

»In meinem Fall ist es so, daß ich mehr unter den psychischen Belastungen der Anfälle gelitten habe als unter den Schmerzen. Als ich 16 war, bekam ich mitten in einer Aufnahmeprüfung einen Zystitisanfall. Meine Eltern dachten, ich wollte kneifen, und zwangen mich, die restlichen fünf Prüfungen durchzustehen. Seitdem habe ich eine lange Geschichte an Examensängsten, Streß, Harndrang, sexuellen Problemen, und ich benötige psychiatrische Hilfe.« (Mann)

»Bitte lassen Sie mich nicht im Stich! Ich leide seit Jahren an dieser peinlichen Behinderung, und die Hoffnung, daß man die Attacken in den Griff bekommen kann, macht aus mir einen neuen Menschen!«

»Mein Mann, ein ganz unvernünftiger Typ, ist beinahe an die Decke gesprungen, als er Ihre Broschüre über Zystitis gesehen hat. Er meinte, ich sei doch schon bei Fachärtzen gewesen, und mit dieser ›morbiden‹ Literatur im Haus würde ich nur Attacken erfinden, selbst wenn ich keine hätte!«

In die Nervenheilanstalt

»Vor drei Jahren hatte ich einen völligen Nervenzusammenbruch. Ich kam in eine Nervenheilanstalt, aus der mich meine Mutter nach drei Tagen herausholte, um mich bei sich zu Hause gesundzupflegen. Mein Mann war wegen meiner ständigen Zystitis, die ich schon seit Beginn meiner Ehe habe, mit einer anderen Frau nach Norwegen abgedampft. Die einzige Zeit, in der es mir besser ging, war während meiner Schwangerschaft. Ich wurde sehr depressiv, nicht nur wegen der Attacken, sondern auch von den Tabletten, die ich immer nehmen mußte. Das alles hat die Familie schwer belastet. Auch eine Arbeit kann ich nicht annehmen, weil man nicht fest mit mir rechnen kann.«

! Die einzige gute und schnelle Methode, mit einer Zystitisdepression fertig zu werden, ist, keine Zystitis mehr zu bekommen! Die Depression ist eine Folge der wiederkehrenden Zystitis und der Tabletten. Die altmodische Art, mit massiver Tablettenzufuhr der Sache beikommen zu wollen, schwächt den Körper und macht depressiv. Das geht so langsam und heimtückisch vonstatten, daß die Patienten diesen Vorgang zunächst gar nicht bemerken. Doch es ist wichtig, sich von vorneherein der unangenehmen Nachwirkung der Tabletten bewußt zu sein und den Nutzen der hohen Tablettendosen, wie sie bisher immer verschrieben wurden, in Zweifel zu ziehen.

Wenn bei einem akuten Anfall Depressionen aufkommen wollen, wird man damit eher fertig als mit der durch Tabletten verursachten Depression. Das Selbsthilfe-Sofortprogramm hält einen nämlich während der schlimmsten Zeit der Attacke beschäftigt. Und wenn die Attacke abflaut, wird das Notizbuch herausgeholt. Es ist dazu da, alles, was sich in den letzten 48 Stunden vor Beginn der Attacke zugetragen hat, zu notieren. Das ist besonders wichtig, wenn die Ursache oder die Ursachen der Attacke noch unbekannt sind. Aber selbst wenn Sie die Auslöser kennen, sollten Sie sich trotzdem Notizen machen, um eine Wiederholung zu vermeiden. Denken Sie an alle Möglichkeiten: Sex, Alkohol, Ausfluß, Flüssigkeitsaufnahme etc. Und lesen Sie noch mal das Kapitel Selbsthilfe durch, um Ihre Erinnerung aufzufrischen. Wenn Sie bereits wissen, woher die Attacke kam, dann tun Sie jetzt etwas, was Ihnen Spaß macht. Telefonieren Sie mit einem Freund oder einer Freundin, machen Sie eine Handarbeit, oder lesen Sie. Oder tun Sie etwas anderes, wozu Sie sonst nie Zeit haben.

Das Notizbuch

Wenn Sie die Attacke mit dem Selbsthilfeprogramm angehen, hat die Depression keine Gelegenheit mehr aufzukommen. Sie werden sich nicht mehr so hilflos vorkommen und in Tränen aufgelöst sein wie früher. Höchstens am Anfang dürfen Sie sich bewußt ärgern und auch etwas fluchen. Das ist menschlich und erleichtert.

! Bei einer jungen Frau ist die Zystitisdepression noch tiefgreifender, weil so ein Anfall jedesmal bedeutet, daß sie für längere Zeit keinen Sex mehr haben kann. Das ist eine ungeheure Belastung, die die ältere Frau vielleicht nicht so empfindet. Aber es gibt keine verzweifeltere Situation, als seinen Mann zu lieben und aus Angst vor einem neuerlichen Zystitisanfall nicht mit ihm schlafen zu können!

Libidoverlust

Gestörtes Selbstvertrauen und Libidoverlust sind die Folge. Schließlich geht die Patientin dazu über, die Liebesbezeugungen ihres Mannes zurückzuweisen oder ihren eigenen Trieb zu leugnen. Manchmal geschieht das ganz unwillkürlich über eine längere Zeitspanne hinweg; vielleicht merkt sie es nicht einmal. Andere Frauen geben den Sex ganz auf – ja, sie werden darin sogar noch von einigen Gynäkologen unterstützt. Aber weit davon entfernt zu helfen, verstärkt die Abstinenz noch die gespannte Lage im Haus der Patientin. Der Rat zur Abstinenz ist sinnlos, und wenn man Ihnen das empfiehlt, dann lachen Sie einfach, und verlassen Sie das Sprechzimmer. Hier ist jede Diskussion vergebens!

Körper und Geist des Menschen brauchen ein bestimmtes Minimum an folgenden Dingen: Speis und Trank und Luft und Liebe.

Ein erfülltes Sexualleben löst die Alltagsspannungen und fördert die Zufriedenheit. Nur wer lange Zeit über abstinent leben mußte, weiß die Befriedigung, die man aus dem Liebesakt ziehen kann, zu schätzen. Wenn man die Aussicht auf ein regelmäßiges sexuelles Leben hat, behält das Leben seinen Reiz und eine Perspektive.

Obwohl man natürlich auch ohne Sex auskommen kann, weiß man, wenn er einem fehlt. Das Leben wird fad und trist, der blaue Himmel kommt einem eintönig vor, der Frühling beschwingt einen nicht mehr, und keine Arbeit will einem mehr Spaß machen. Nur Schmerzen breiten sich in uns aus und schwarze Schatten, die wir nun nicht mehr loswerden.

Ursachensuche mit dem Partner

Wenn man erkennt, daß die Depression etwas mit dem Sexualleben zu tun hat, ist man auf dem besten Wege, sie aufzuheben. Die andere Aufgabe besteht darin, daß Sie gemeinsam mit Ihrem Partner Ihr Liebesleben von innen nach außen krempeln, um herauszufinden, was die Zystitis verursacht. Gehen Sie zwei Monate lang Ihrem Geschlechtsleben mit wissenschaftlicher Akribie nach, unter strenger Einhaltung aller Hygieneregeln und mit ganz bewußten Bewegungen. Tun Sie es eine Weile lang ganz sachte. Kleinere Erfolgserlebnisse im Lauf der Zeit werden Sie ermutigen. Und sollten Sie besondere ärztliche Hilfe brauchen, nehmen Sie sie in Anspruch. Die Zeit und das Geld dafür sind gut angelegt. Die sexuell ausgelöste Zystitis wird in fast 100% der Fälle durch die Selbsthilfe besiegt. Also, verzweifeln Sie nicht, fassen Sie Mut!

Hohe Erfolgsrate der Selbsthilfe

Psychotherapeutische Hilfe

Wenn sich schwere Depressionen als Folge hartnäckiger Harnwegsprobleme einstellen, brauchen Sie das nicht alleine durchzustehen. Lassen Sie sich von einer netten Psychotherapeutin oder netten Psychiaterin helfen (es kann auch ein Psychotherapeut oder ein Psychiater sein), wobei Sie den physischen Kampf gegen die Zystitis nicht aufgeben dürfen. Psychologisch geschulte Experten können in dieser Situation eine große Hilfe sein. Sie gehen bestimmt besonders freundlich und rücksichtsvoll mit Ihnen um. Das ist dann so, als hätte man eine sehr verständnisvolle und interessierte Freundin oder einen ebensolchen Freund. Wenn Ihnen gerade schreckliche Untersuchungen bevorstehen, weil die Ärzte sich Mühe geben, Ihren Zustand zu ändern, dann kann ein Psychotherapeut, der diese unangenehmen, aber notwendigen Maßnahmen kennt, eine große Hilfe sein. Wenn es ganz unerträglich wird, denken Sie daran, daß man noch vor 100 Jahren den Leuten ohne Narkose den Leib aufgeschnitten hat!

Und wenn das Leben wieder etwas Spaß macht, dann genießen Sie es, natürlich nicht, ohne an Ihre Blasenvorschriften zu denken! Aber wenn Krebse Ihre Lieblingsspeise sind – veranstalten Sie ein Festmahl! Und wenn Sie es nicht schaffen, schöngemacht und in Ihrem Ausgehkleid ein Restaurant zu besuchen, dann veranstalten Sie das Festmahl zu Hause. Lassen Sie sich etwas Gutes besorgen oder, wenn Sie wirklich mal auf die Pauke hauen wollen, bestellen Sie etwas bei einem Party-Service. Ziehen Sie sich etwas Schickes an, schmücken Sie den Eßtisch mit Blumen und Kerzen, legen Sie eine Platte von Mozart oder Donna Summer auf und plauschen Sie mit Freunden über die jüngsten Tagesereignisse, Amüsieren Sie sich!

Sich amüsieren!

Denken Sie sich ein Hobby aus, das Sie zu Hause ausüben können und mit dem Sie vielleicht etwas Geld verdienen. Das ist ein Anreiz und vertreibt die Langeweile. Wenn Sie beschlossen haben zu leben, statt zu sterben, sind Sie schon einen Schritt weiter mit Ihrer Depressionsbekämpfung. Ebenso nützlich wie ein Hobby zu Hause ist die Mitarbeit in einer karitativen Organisation, die sich um Krankheiten wie die Ihre kümmert. Wenn man sich bemüht, und sei es auch in kleinem Rahmen, für eine gute Sache Geld aufzutreiben, dann bekommt man öfter Besuch. Das ist angenehm, wenn man ans Haus gebunden ist. Es liegt auch eine große Befriedigung darin, Geld zu sammeln, damit die eigene Krankheit bekämpft oder weiter erforscht wird. Ist das Ganze mit einem gesellschaftlichen Zusammentreffen verbunden, um so besser!

Hobbys

Karitative Aufgaben

Man soll über die Dinge des Alltags geistig erhaben sein, heißt es so schön. Aber es ist was dran an diesem Spruch. Also, seien Sie fleißig – bei der Arbeit und beim Vergnügen.

! *»Ich danke Ihnen aus tiefstem Herzen für all Ihre Hilfe. Zehn Jahre lang habe ich, ohne viel Abstände dazwischen und ohne daß mir jemand wirklich geholfen hätte, an Zystitis gelitten. Ich war mit den Nerven völlig am Ende. Wenn ich nicht kürzlich die Selbsthilfe entdeckt hätte, hätte ich bestimmt eine Dummheit gemacht – so wenig lag mir noch am Leben.«*

8 Die richtige Planung für einen beschwerdefreien Urlaub

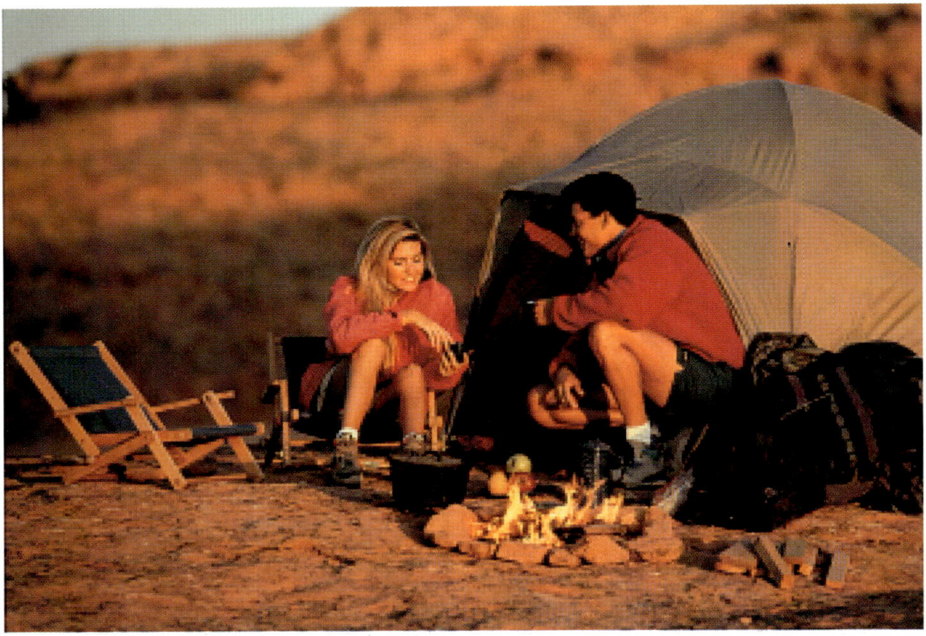

»In einer Leserzuschrift in Ihrer Broschüre hieß es, wie furchtbar es sei, ins Ausland zu fahren und nicht zu wissen, wo eine Toilette ist. Dem kann ich nur beipflichten. Mein Leben ist ganz auf meine Blase ausgerichtet, sobald ich mich außer Landes begebe. Mein schlimmstes Erlebnis war in Tokio, als ich nicht wußte, daß das japanische Zeichen für ›Damen‹ eine Möwe ist, die ein Pünktchen über dem Kopf hat und ausgebreitete Flügel.«

Entspannung und Abstand

Gott sei Dank, daß wir das nun wissen! Zweck des Urlaubs ist es wohl in erster Linie, sich zu entspannen und Abstand vom Alltag zu bekommen. Die Möglichkeiten, Urlaub zu machen, sind außerordnetlich vielfältig; das Angebot war nie größer als heute.

Wie immer Sie sich entscheiden, es wird ein Experiment sein, und Sie betreten Neuland, was Ihre Gesundheit anbetrifft. Trotzdem brauchen Blasenleidende nicht auf Reisen zu verzichten. Sogar zum Heurigen nach Wien können Sie fahren, wenn Sie vorher alle Probleme richtig bedenken.

! Blasenpatienten sind sich selbst der ärgste Feind im Urlaub. Sie denken: »Ach, endlich Ferien. Jetzt amüsiere ich mich mal richtig und vergesse alle Sorgen.« Nichts fataler als das! Ihre Blase vergißt nämlich nichts, sondern im Gegenteil, sie wird revoltieren, wenn plötzlich alle Vorsichtsmaßnahmen fehlen.

Wie viele Ferien sind schon durch Zystitisanfälle ruiniert worden! Nach drei oder vier Tagen haben die bedauernswerten Freunde oder Verwandten endlich einen Arzt ausfindig gemacht. Indessen schmachten Sie in einem Hotelzimmer und warten auf die Ankunft von Antibiotika. Weitere Ausflüge, Schwimmen oder Sonnenbaden können Sie sich aus dem Kopf schlagen. Sie gucken sehnsüchtig auf Ihre Freunde draußen vor dem Fenster, und Ihre Freunde machen sich Sorgen um Sie.

Busfahrten

Es gibt mehrere Reiseformen, die Blasenleidenden nicht gut tun. Bustouren können sich zum Beispiel unangenehm auf die Blase auswirken, obwohl viele Blasenanfällige trotzdem mit dem Bus unterwegs sind. Die Blase hat es nicht gern, wenn sie stundenlang geschüttelt wird. Von innen kommt Druck aufgrund des sich ansammelnden Urins, und von außen kommt Gegendruck vom Sitz, auf dem Sie hin und her geschüttelt werden. Besonders, wenn Sie sich einen Sitzplatz auf der Hinterachse des Busses ausgesucht haben! Die Harnröhre wird zusammengepreßt, und alte Vernarbungen reißen auf. Selbst in einem luxuriösen, neuen Autobus mit Getränkebar und Toilette an Bord muß man schon seinen Mut zusammennehmen, um den Weg zum Klo mehrmals hintereinander zu machen. Eine richtige Attacke ist unter diesen Umständen unerträglich: Man wird immer unruhiger, und trotzdem muß man auf seinem Platz sitzen bleiben, sofern man die Toilette nicht stundenlang blockieren will.

Bahnreisen

Ist keine Toilette im Bus, müssen Sie den Fahrer bitten, öfter anzuhalten – das ist peinlich für Sie und lästig für die Mitfahrenden. Wenn Sie mit der Bahn fahren, haben Sie es da einfacher. Sie können den Gang auf und ab laufen, es gibt eine größere Auswahl an heißen und kalten Getränken, alkoholfrei, versteht sich; und es gibt in jedem Wagen des Zuges eine Toilette. Und wenn die besetzt ist, können Sie in den nächsten Waggon gehen. Der niedrigere Preis für Busfahrten zahlt sich für Blasenpatienten nicht aus. Für etwas mehr Geld haben Sie viel mehr Komfort, und es wäre töricht, den Bus zu nehmen, wenn es sich umgehen läßt.

Mit dem Pkw

Wie steht es mit dem Auto als Reisefahrzeug? Im Auto ist man unabhängig, oder man kommt sich zumindest so vor. Dadurch wird der Streß erheblich vermindert, besonders, wenn man zu zweit reist. Man kann anhalten, wann man will, und jederzeit Pause machen und etwas trinken. Was den Druck und Gegendruck auf die Blase anbetrifft, so gibt es den bei Autofahrten auch. Erfahrungsgemäß werden die unangenehmen Vibrationen auf die Blase größer, je kleiner das Automobil ist. In diesem Fall hilft ein Kissen. Wenn aber die Vibrationen schon bei kurzen Autofahrten von etwa einer halben Stunde für die Blase unangenehm sind, dann muß man sich wohl etwas anderes überlegen. Nur weil man nicht mit dem Auto fahren kann, braucht man noch nicht auf einen schönen Urlaub zu verzichten.

Auf Booten

Warum fahren Sie nicht mal im Paddelboot den Fluß hinunter oder mieten sich ein Ruderboot oder Segelboot? Wenn Sie in Großbritannien sind, können Sie sich auch ein Kanalboot mieten. Das gleitet langsam übers Wasser, und Sie können dabei entspannen. Oder warum reisen Sie nicht in einem pferdegezogenen Zigeunerwagen durch die Lande und schlafen nachts im Hotel? Vielleicht werden Sie bis vor den Eingang kutschiert!

Auch wenn Sie mit dem Zug fahren, haben Sie mehrere Wahlmöglichkeiten. Nehmen Sie den Schlaf- oder Liegewagen, um an Ihr Reiseziel zu gelangen – Ihre Blase fühlt sich wohler, wenn sie flach liegt. Zum

Schiffsreisen

Ausprobieren können Sie auch eine fünftägige Schiffsreise buchen. Wenn es Ihnen dabei gut erging, buchen Sie im Jahr darauf eine längere. Lassen Sie sich nicht unterkriegen; drehen und wenden Sie die Regeln ein bißchen, bis Sie für sich einen annehmbaren Kompromiß finden. Hauptsache, Sie wissen, worauf es ankommt.

! Patientinnen, die gegen die Vibrationen beim Reisen nicht so empfindlich sind, überanstrengen sich dafür oft auf andere Weise. So ist zum Beispiel eine Radtour über lange Strecken keine gute Idee für die Ferien! Stellen Sie sich vor, in welcher Position Harnröhre und Vagina sich befinden, wenn Sie auf dem Fahrradsattel sitzen. Ihr Körper ist nach vorne gebeugt, und der harte Ledersattel drückt gegen Ihren Damm. Oft werden dabei die Schamlippen auseinandergepreßt, so daß das letzte Schutzpolster, das Sie von Natur aus haben, weggezogen ist. Während Sie auf dem Fahrrad sitzen, werden Harnröhre und Scheide gequetscht und aufgescheuert, und das allein würde schon genügen, sie wund und entzündet zu machen. Wenn Sie dann noch tüchtig dem Wein zusprechen und die Liebe genießen, dann werden Sie bald bettlägerig sein. Und damit wären Ihre Ferien beendet.

Wandern und Camping

Was ist mit (Berg-)Wandern und Camping? Das geht nur gut, wenn Sie alle Ihre Probleme im Griff haben. Wenn Sie darauf vorbereitet sind, sich strikt an die Vorbeugemaßnahmen zu halten, und das ominöse Ziehen und Zwicken routiniert bekämpfen, dann probieren Sie es. Lassen Sie sich vorher vom Gynäkologen untersuchen. Es gibt nämlich nichts Schlimmeres, als fern von jeder ärztlichen Hilfe Ausfluß zu haben, und zwar mit der Gewißheit, daß bald die Harnröhre mit betroffen ist. Auf luftiger Bergeshöh oder im schlecht ausgerüsteten Campinglager auf gut Glück mit Vaginalcremes hantieren zu müssen, ist wahrlich kein Vergnügen.

Was das Wandern selbst anbetrifft, so machen alle geübten Wanderer regelmäßig Pausen, so daß Sie sich ausruhen können. Und da meist in freier Natur gewandert wird, gibt es genügend Büsche und Felsen, hinter denen man mal verschwinden kann. Nach all den körperlichen Anstrengungen schwitzen Sie wahrscheinlich mehr als sonst. Also denken Sie daran, ein paar Gläser Sprudel zu trinken, um die verlorengegangene Flüssigkeit zu ersetzen.

Die medizinische Forschung hat herausgefunden, daß Flugzeugreisende auf langen Flugreisen eine Menge Körperflüssigkeit verlieren. Es wird angenommen, daß der Flüssigkeitsverlust zum Jetlag beiträgt, d.h. dazu, daß sich der Flugreisende nach einem langen Flug so lethargisch fühlt. Selbst bei einem drei- bis vierstündigen Flug sollte die Blasenpatientin auf Alkohol verzichten. Wählen Sie statt dessen Sodawasser oder Kaffee mit viel Milch oder irgendein anderes alkoholfreies Getränk, um den Flüssigkeitsverlust im Körper auszugleichen. Verändern Sie ab und zu Ihre Sitzposition, um den Druck auf den Damm zu vermindern. Und gehen Sie gelegentlich im Mittelgang etwas auf und ab.

Jetlag

! Bei allen fremden Toiletten sollten Sie außerordentlich vorsichtig sein! Selbst wenn Kloschüssel und Klobrille makellos aussehen, seien Sie mißtrauisch! Reißen Sie ein paar Blatt Papier ab, legen Sie es links und rechts auf den Sitz, und setzen Sie sich mit gespreizten Beinen darauf. Geben Sie acht, daß Sie mit keinem anderen Teil des Pos die WC-Schüssel oder Klobrille berühren. So können Sie in Ruhe Ihr Geschäft verrichten und infizieren sich nicht.

Infektion am Toilettensitz möglich

Es ist denkbar, sich auf Toilettensitzen eine Infektion zuzuziehen. Es muß nicht gleich Syphilis oder Tripper sein, aber eine Streptokokkeninfektion von Furunkeln oder offenen Stellen eines Vorgängers oder einer Vorgängerin liegt im Bereich des Möglichen. Auch Kolibaktieren von den Händen eines Kindes können so übertragen werden. Sicherheit geht vor bei fremden Toiletten! Und das Händewaschen nach dem Toilettenbesuch nutzt mehr, wenn Sie sie waschen, nachdem Sie den Toilettenabzug betätigt haben. Gehen Sie nie aus dem Haus ohne etwas Klopapier oder ein paar Papiertaschentücher in der Handtasche! Wenn irgendwo das Toilettenpapier fehlt, benutzen Sie Ihren Vorrat zum Draufsetzen und zur notdürftigen Waschung nach dem Stuhlgang.

Bei ernsthafter Überlegung kommen für Blasenleidende hauptsächlich drei Urlaubsformen von Ferien in Frage:

- in einem Wohnwagen oder Wohnmobil mit eigener Toilette,
- in einem Hotelzimmer mit eigener Toilette,
- in einem gemieteten Ferienappartement mit eigener Toilette.

Wenn die Blasenpatientin einen ungetrübten Urlaub haben will, muß sie sich genau an die Regeln halten und sich zudem den veränderten Gegebenheiten anpassen, wie z.B. dem Klima und dem eventuell intensiveren Liebesleben.

Hitze

Länder mit heißem Klima sind für Blasenleidende ungemein gefährlich, sofern nicht vorgebeugt wird. Da der Körper in der Hitze große Wassermengen ausschwitzt, ist eine vermehrte Flüssigkeitszufuhr absolut notwendig. Normalerweise bestehen die Getränke für Nicht-Blasenleidende aus einem starken Kaffee am Morgen, einem Aperitif vor dem Mittagessen und einem Wein zum Mittagessen, gefolgt von schwarzem Kaffee. Nachmittags gibt es ein nicht alkoholisches Getränk, Tee oder nochmals Kaffee, dann Cocktails und noch mehr Wein und Bier und Kaffee zum Abendessen.

! Das Ganze zusammengerechnet ergibt vielleicht einen halben Liter starken Kaffee, ein bis zwei Flaschen Wein, drei bis vier Cocktails, eine Flasche Bier und ein alkoholfreies Getränk.

Diese Getränke nimmt eine Blasenleidende vermutlich zu sich, wenn sie es sich mal gutgehen lassen will, wenn sie ihre Sorgen vergessen und normal erscheinen will.

Läßt sich aber eine unaufgeklärte, zu Blasenentzündung neigende Frau auf diese Trinksitten ein, dann kann das, zusammen mit reichlich gewürzten Speisen und reichlichem Liebesleben und Schwimmen morgens und abends, spätestens nach 36 Stunden zum bekannten Brennen und Kneifen in der Harnröhre führen. Wenn Ihnen Blasenentzündungen bisher schon unzählige Ferien ruiniert haben, sollten Sie sich mal an folgende Trinkregeln halten:

Trinkregeln

Frühstück

1 großes Glas Wasser (kohlensäurearmes Mineralwasser, in Flaschen abgefülltes einfaches Brunnenwasser, abgekochtes Leitungswasser) gleich nach dem Aufstehen.

1 große Tasse Milchkaffee oder Tee

vormittags
2 große Gläser mit einem beliebigen alkoholfreien Getränk (nur kein konzentrierter Fruchtsaft!)

Mittagessen
1 kleiner Sherry oder Martini etc. mit viel Soda, Limonade oder Tonicwasser
1/2 Flasche Wasser
1 Glas leichten Rotwein oder Weißwein
1 große Tasse Milchkaffee

nachmittags
Sprudel, Apfelsaft, Milch oder schwachen Tee

Abendessen
1 Glas Wasser gefolgt von:
1 Aperitif
2 Gläser leichter Wein
Flaschenwasser
1 kleine Tasse Kaffee

Dieses Mal ergibt die Gesamtrechnung etwas anderes: zwei bis drei Liter einfaches Wasser, etwas über eine halbe Flasche Wein, ungefähr ein Viertelliter Kaffee oder Tee und ein Liter anderer Getränke. Die gesamte Flüssigkeitsaufnahme beträgt vier bis viereinhalb Liter. Das kann man an einem Tag bequem trinken, und man kann schwitzen und genügend Urin lassen. Falls nötig, können Sie die Flüssigkeitszufuhr auch erhöhen; aber trinken Sie auf keinen Fall weniger! Die Alkoholika sind schön verteilt zwischen anderen Getränken und dürften keine Probleme bereiten. Das Glas Wasser gleich nach dem Aufstehen ist sehr wichtig, weil das die Nierentätigkeit in Gang setzt und angesammelte Säurereste ausspült.

Mindestens vier Liter

Wenn Sie in heißem Klima abends mit jemandem schlafen, ersetzen Sie die Flüssigkeit, die Ihnen durch freudige Erregung, Schwitzen und Urinlassen verlorengeht, indem Sie dieses morgendliche Glas Wasser besonders groß sein lassen. Befinden Sie sich in einem Land, in dem keine großen, mit Wasser abgefüllten Flaschen zu kaufen sind, dann ersetzen Sie es durch Mineralwasser, Tonic- oder Sodawasser. Bitte trinken Sie nichts vom örtlichen Leitungswasser, es sei denn, Sie hätten Gelegenheit, es vorher in Ihrem Zimmer abzukochen!

Leitungswasser nur abgekocht

Im entlegensten Afrika oder in anderen unterentwickelten Ländern, wo das Leitungswasser meistens schon verdächtig aussieht, können Sie wie gewöhnlich abends duschen; aber spülen Sie Harnröhre, Scheide und After mit irgendeinem sauberen Wasser aus der Flasche nach. Mit anderen Worten: Verwenden Sie Trinkwasser dafür, selbst wenn es mal Tonicwasser sein sollte.

Swimmingpool

Das Wasser in Swimmingpools und im Meer birgt ebenfalls Gefahren. Der Swimmingpool ist voll mit den Bakterien anderer Leute und mit Chlor, das in Ihre Vagina und in die der anderen Frauen gespült wird. Die Bakterienwirkung wurde schon besprochen; aber was richtet das Chlor an?

! Das Chlor greift die Schleimhäute sehr stark an und reizt sie. Müssen Sie nach dem Schwimmen niesen, und klingen Sie beim Sprechen verschnupft? Das ist die Wirkung des Chlors in Ihrer Nase, und die Schleimhäute Ihrer Scheide sind vom Chlor bestimmt nicht minder angegriffen. Sie brauchen nur ein paar Tage lang ein- oder zweimal täglich für kurze Zeit hin- und herzuschwimmen, und schon können Sie eine entzündete Scheide haben.

Antibakterielle Chemikalie

Außerdem besteht bei gechlortem Wasser die Gefahr, daß das Chlor als antibakterielle Chemikalie wirkt. Das heißt, die Bakterien werden alle abgetötet, und dabei wird, ebenso wie nach der Antibiotikaeinnahme, auch das natürliche Abwehrsystem der Schleimhäute zerstört. Pilze wie *Monilia* oder *Candida albicans* können sich an den ihres Schutzes beraubten Hautstellen festsetzen und ungehindert wachsen. Bei so einem Pilzbefall sollten Sie vorläufig auf jede Liebesnacht verzichten, und wahrscheinlich werden Sie gegen Juckreiz und Schlaflosigkeit zu kämpfen haben.

Meerwasser

Das Meerwasser enthält Sand und Salz und ist leider oft mit Chemikalien und Abwässern verseucht. Jedesmal, wenn Sie beim Schwimmen die Beine auseinanderstoßen, können diese Substanzen in Ihre Scheide gelangen. Der Sand kann sich im Zwickel Ihres Badeanzuges festsetzen und die Haut aufscheuern. Das Salz beißt; und das übrige? Gar nicht auszudenken!

Es geht nun nicht darum, all diese Urlaubsfreuden aufzugeben, sondern darum, die negativen Wirkungen zu verhindern. Nach dem Schwimmen sollten Sie sofort unter die Dusche gehen und sich unbekleidet duschen und dann einen frischen Badeanzug anziehen. Wenn das nicht möglich ist, nehmen Sie irgendein abgefülltes Flaschenwasser mit auf die nächste Toilette. Setzen Sie sich auf ein Stück Toilettenpapier und gießen Sie das Wasser von vorne nach hinten über den Damm. Teilen Sie die Schamlippen mit der freien Hand auseinander, und lassen Sie das Wasser auch etwas in die Scheide laufen, um jede Verunreinigung so gut wie möglich auszuwaschen.

Ziehen Sie dann den trockenen Badeanzug an, aus dem Sie Salz, Sand und Chlor herausgewaschen hatten. Der trockene Badeanzug verhindert, daß sich Ihre Nieren verkühlen.

Wenn Sie sich an diese Regeln halten, können Sie ruhig öfter schwimmen. Aber vergessen Sie nicht, Ihren Damm hinterher wirklich gut zu spülen. Und nehmen Sie mindestens fünf Badeanzüge oder Bikinis mit.

Wenn Ihr Feriendomizil so verschwiegen ist, daß Sie jederzeit Ihren sexuellen Bedürfnissen nachgeben können, tun Sie es möglichst nicht unmittelbar, nachdem Sie aus dem Meer oder Swimmingpool kommen. Duschen Sie sich zuerst – Sie alle beide!

Sonne, See, Sex und Sekt sind die Hauptingredienzien für eine Flitterwochenzystitis oder Urlaubszystitis. Genießen Sie Flitterwochen und Urlaub, aber vergessen Sie dabei nicht Ihre Blase!

Richtige Kleidung

Nehmen Sie die richtige Kleidung für heißes Wetter mit. Keine Nylon- oder Perlonsachen; in denen schwitzen Sie nur. Wenn es am Tage heiß und am Abend kühl ist, vergessen Sie nicht, einen Wollpulli, einen Schal oder ein langärmeliges Kleid mitzunehmen. Wenn Sie lange Röcke tragen, lassen Sie ruhig das Unterhöschen darunter weg; es merkt niemand, und Ihr Unterkörper bekommt etwas frische Luft. Frische Luft ist gut für Sie. Also gehen Sie »untendrunter ohne« unter Ihrem langen Abendrock, und lassen Sie während des Abends Luft an sich kommen. Wenn Sie zum Zelten oder Camping fahren, ziehen Sie sich warm an, aber bitte nicht, indem Sie Ihren Unterkörper in Nylon, Perlon oder enge Jeans einpacken. Ein warmer Wollrock, weite Pluderhosen mit Baumwollunterhosen darunter erfüllen den Zweck besser. Stiefel und Wollsocken halten Ihre Beine von unten bis oben mollig warm.

Wohin Sie auch gehen, vergessen Sie Ihr Natron nicht! Werden Sie nicht leichtsinnig und meinen, Ihre Vorbeugung sei so gut, daß Sie den Göttern trotzen und Ihr Natron zu Hause lassen könnten! Denn unverzüglich würden die Götter Ihren Hochmut strafen. Selbst in einen brechend voll gepackten Koffer paßt noch ein Päckchen Natron hinein. Fehlen sollten auch nicht die Wärmflasche und genügend Schmerzmittel für alle Fälle. Auch wassersterilisierende Tabletten könnten nützlich sein. Leider gehören auch ein paar Antibiotika in die Ausrüstung für alle Fälle. Nehmen

Sie sie aber bitte erst, wenn *alle* Selbsthilfemittel versagt haben und Sie sicher sind, daß wirklich eine virulente Infektion eingetreten ist.

Ausfluß

Wenn Sie Scheidenausfluß bekommen, sollten Sie irgendwo einen Abstrich machen lassen, am besten bei einem Arzt oder in einem Labor für Haut- und Geschlechtskrankheiten – dort sind die geeigneten Mikroskope vorhanden. Fangen Sie nicht, die Scheide mit irgendwelchen Cremes einzuschmieren, denn damit könnten Sie den Zustand womöglich noch verschlimmern! Hören Sie auf mit dem Geschlechtsverkehr, und lassen Sie die verschriebene Vaginalsalbe in aller Ruhe einwirken. Sie dürfen dann nicht baden und nicht schwimmen. Achten Sie darauf, daß die Sache nicht auf Harnröhre und Blase übergreift. Sollte sich das abzeichnen, trinken Sie alle Stunde einen Viertelliter Wasser, damit nicht noch die Blase in Mitleidenschaft gezogen wird. Bei korrekter Vaginaltherapie ist es jedoch sicher nicht notwendig, das gesamte Selbsthilfe-Sofortprogramm abzuspulen.

Natron und Wasser

Wenn sich eine Attacke ankündigt, die auf zu viel Sex und sorglosen Alkoholgenuß zurückzuführen ist – und das kommt in den Ferien häufig vor –, nehmen Sie sofort einen Löffel Natron, und schütten Sie soviel Wasser die Kehle hinunter, wie Sie nur schaffen. Ruhen Sie sich aus, und unterbrechen Sie Ihr Sightseeing für eine Weile. Legen Sie alle beengende Kleidung ab, aber legen Sie sich nicht in die Sonne. Waschen Sie Ihren Scheidenbereich mit klarem, kühlendem Wasser. Zwölf Stunden nach den ersten Anzeichen werden Sie vielleicht immer noch die Folgen Ihres Leichtsinns spüren. Deshalb: Bleiben Sie dabei, alle zwei Stunden einen halben Liter Wasser zu trinken, und seien Sie enthaltsam in der Liebe, bis alles Ziehen, Zwicken und Wundsein verschwunden ist. Es vergeht bestimmt! Schlucken Sie keine Antibiotika, nur weil zu viel Sex und zu viel Alkohol sich bemerkbar machen – es sind keine Bakterien.

Sex als Ferienrisikofaktor

Mit Sex als Ferienrisikofaktor Nummer 1 auf Ihrer Liste sollten Sie nicht vergessen, eine neue Tube Gleitmittel mitzunehmen. Sie haben einen Sieg errungen, wenn nach 14 Tagen Urlaub die Tube leer ist und Sie ohne Blasenzwicken dreimal am Tag mit Ihrem Mann Liebe machen konnten. Bravo!

Genießen Sie Ihre Ferien. Aus ein paar Urlaubswochen, die beschwerdefrei verlaufen, geht man ungeheuer gestärkt hervor. Sie haben nach Jahren der Verzweiflung einen großen Erfolg errungen. Sie haben über eine Schwäche Ihres Körpers gesiegt, und Sie dürfen stolz darauf sein!

9 Mögliche Ursachen von Scheidenausfluß

Jeder Ausfluß, sei er nur geringfügig oder unangenehm stark, sollte so schnell wie möglich mikroskopisch untersucht werden. Anders ist keine genaue Diagnose möglich.

Statt in einem überfüllten Wartezimmer zu sitzen, können Sie gleich zu einem Ihnen bekannten bakteriologischen Labor gehen und einen Vaginalabstrich dort untersuchen lassen. Verlangen Sie vom Personal sterile Utensilien, mit denen Sie sich den Abstrich selbst abnehmen können. Gehen Sie mit den Utensilien in den nächsten Toilettenraum, und schließen Sie die Tür hinter sich ab. Wenn Platz ist, legen Sie sich auf den Rücken. Säubern Sie sich die Scheidenöffnung mit einem feuchten Wattebausch. Nehmen Sie das sterile Stäbchen aus dem Behälter, ziehen Sie die Beine an und schieben Sie das Stäbchen vorsichtig in die Vagina hinein, so weit, wie es geht. Drehen Sie das Stäbchen ein paarmal, und ziehen Sie es dann vorsichtig heraus. Stecken Sie das Stäbchen wieder in den Behälter, legen Sie den Deckel drauf, und geben Sie das Ganze so schnell wie möglich dem Laborpersonal. Warten Sie auf die erste Diagnose. Man wird Ihnen das erste Ergebnis gleich mitteilen und anschließend den restlichen Abstrich für die weitere Analyse auf einen Blutnährboden streichen.

Abstrich selbst machen

Sie haben natürlich mehrere Möglichkeiten, Ihren Abstrich untersuchen zu lassen. In jüngster Zeit sind immer mehr praktische Ärzte bzw. Ärzte für Allgemeinmedizin dazu übergegangen, sich mit technischen Problemen zu befassen, für die früher der Facharzt zuständig war. Dazu wurden auch die notwendigen technischen Geräte angeschafft. Der praktische Arzt war eine Zeitlang aus der Mode gekommen, weil die Fachspezialisten, die ein hohes Honorar verlangen dürfen, bessere Leistungen anbieten konnten. So hatten sich die Patienten daran gewöhnt, immer gleich zum Facharzt zu gehen, der nur auf einem bestimmten medizinischen Fachgebiet arbeitet. Nachdem aber die Facharztrechnungen ins nahezu Unermeßliche stiegen, sind viele Patienten wieder zum praktischen Arzt oder Hausarzt zurückgekehrt, der weniger gepfefferte Rechnungen stellt. Die praktischen Ärzte haben sich weitergebildet – in Deutschland kann man sich zum »Arzt für Allgemeinmedizin« ausbilden lassen –, und sie verfügen inzwischen auch über die entsprechende technische Ausrüstung, die früher nur beim Spezialisten

Arzt für Allgemeinmedizin

Gemeinschaftspraxen

zu erwarten war. Es gibt auch Gesundheitszentren oder Gemeinschaftspraxen, in denen mehrere Ärzte praktizieren und wo natürlich auch Vaginalabstriche vorgenommen und gleich unters Mikroskop gelegt werden können.

Jeder praktische Arzt, der sich ein Mikroskop angeschafft hat, wird sich auch das notwendige Wissen angeeignet haben, um das, was er unter dem Mikroskop sieht, richtig deuten zu können.

Bei Scheidenausfluß kann er z.B. Hefepilze, Eiterzellen, abgeschilferte Hautzellen (das ist bei der Haut ein normaler Vorgang), Trichomonaden, Streptokokken, unspezifische Erreger und anderes mehr unter dem Mikroskop identifizieren.

Ein Arzt, der es nicht fertigbringt, einen Vaginalabstrich richtig zu untersuchen, oder der keinen Abstrich fachgerecht unters Mikroskop legen kann, ist sein Geld nicht wert. Es gibt sehr unterschiedlichen Ausfluß, der von sehr vielen Dingen herrühren kann. Die ärztliche Behandlung muß deshalb sehr differenziert sein, auch wenn die Symptome, die Sie haben – etwa Juckreiz und Rötung –, die gleichen sind. Ausfluß muß, wie gesagt, immer unter dem Mikroskop untersucht werden!

Gynäkologe

Wenn Sie sehr häufig an Scheidenentzündungen oder ähnlichem leiden, ziehen Sie es vielleicht vor, immer gleich zum Gynäkologen zu gehen. Scheuen Sie sich jedoch auch hier nicht, eine zweite ärztliche Meinung einzuholen, wenn Ihr »Lieblingsarzt« über längere Zeit hinweg nicht die gewünschte Hilfe bietet. Jeder Gynäkologe, der nicht einleuchtend erklären kann, was Ihnen fehlt, der zu schnell eine Operation vorschlägt, der alles, was Sie zu bedenken geben, großspurig von sich weist, der eine Spur zu schnell nach dem Rezeptblock greift oder Sie in irgendeiner Weise einschüchtern will, ist keinen nochmaligen Besuch wert. Sie bezahlen für Ihren Besuch beim Arzt, und Sie dürfen dafür eine gute Behandlung erwarten – in medizinischer und menschlicher Hinsicht.

Menschliche Gesprächspartner/innen finden Sie auch in den Familienberatungsstellen, die allerdings in erster Linie für Schwangerschaftsabbrüche, Empfängnisverhütung und Familienplanung zuständig sind.

Dermatologe

Wenn Sie Ausfluß bei sich feststellen, können Sie auch zum Arzt für Haut- und Geschlechtskrankheiten oder in die entsprechende Abteilung der Dermatologischen Kliniken gehen. Rufen Sie das nächste größere Krankenhaus an, und bitten Sie um Angabe der Öffnungszeiten für diese Abteilung oder Ambulanz. Richten Sie sich nach der telefonischen Auskunft, und erscheinen Sie zur vereinbarten Zeit. Sie brauchen nur einen Überweisungsschein mitzubringen.

Der Stil dieser Klinikabteilungen hat sich in den letzten Jahren erstaunlich verbessert. Manche verfügen über freundliche Warteräume mit Teppichen und bequemen Sesseln, in denen man Zeitschriften lesen und Musik hören kann. Selbst wenn Ihre nächstgelegene Klinik nicht mit solchem Luxus ausgestattet ist, sondern kahl, häßlich und antiseptisch ist – gehen Sie trotzdem hin!

Ein Arzt oder eine Ärztin im weißen Kittel wird sich mit Ihnen unterhalten, nicht um in Ihrem Intimleben zu schnüffeln, sondern um zu erfahren, welche Symptome Sie haben, woher sie kommen könnten und wie sie sich auf Ihren Scheidenzustand auswirken. Dann wird die Krankenschwester kommen und Ihnen zeigen, wo Sie Strümpfe, Strumpfhosen (bei der Blasenpatientin natürlich ohne Zwickel) und Unterhose ablegen können.

Untersuchungsstuhl

Der Gynäkologenstuhl ist kein sehr elegantes Möbelstück, aber schließlich ist er auch nicht dazu da, den Raum zu verschönern, sondern soll dem Arzt ermöglichen, seiner Aufgabe gerecht zu werden. Meistens ist der Stuhl ziemlich hoch, und Sie müssen ein kleines Treppchen hinaufsteigen. Damit der Arzt eine gute Sicht hat, muß er so nahe wie möglich vor Ihrer Scheide sitzen. Deshalb liegen Sie auf dem Rücken und haben das Gesäß bis vorne an die Stuhlkante geschoben. Die Beine haben Sie gespreizt, jedes Bein ist auf einer Stütze hoch gelagert. Der Arzt setzt sich auf einem kleinen Hocker dazwischen. Die Krankenschwester oder Arzthelferin wechselt das Kreppapier auf dem Stuhl, rückt die Beleuchtung zurecht, reicht die Abstrichstäbchen, sterilisiert das Spekulum, beschriftet die Proben und lächelt der Patientin aufmunternd zu.

Bluttests

Bluttests werden gewöhnlich anhand einer Blutprobe aus der Vene angefertigt. Mit dieser Blutprobe könnte man zum Beispiel auch einen Test auf Parasiten machen lassen – für den Fall, daß Sie gerade aus Afrika zurückgekehrt sind und sich nicht wohl fühlen. Bei Verdacht auf Anämie (Blutarmut) werden die Blutkörperchen dieser Blutprobe gezählt. Das Blut wird dann in der Hämatologischen Abteilung analysiert. Es dauert zwei bis drei Tage, bis die Ergebnisse vorliegen.

! Die Unterleibsuntersuchung ist schmerzlos. Wenn Sie den Arzt bereits mit Schmerzen aufsuchen, dann sagen Sie ihm das bitte noch einmal, bevor er mit der Untersuchung beginnt. Wenn Sie merken, daß er wirklich behutsam vorgeht, dann versuchen Sie, Bauchdecke und Scheidenwände lockerzulassen. Atmen Sie mehrmals tief ein und aus, wenn Sie das Gefühl haben, sich zu verkrampfen. Der Arzt wird Ihnen sagen, wenn er dabei ist, das Spekulum einzusetzen. Das Spekulum ist vorne abgerundet und kann Sie bei fachgerechter Handhabung nicht verletzten. Solange das Spekulum, das die Scheidenwände auseinanderteilt, nicht eingeführt ist, kann der Arzt innen nichts sehen.

Zuerst wird sich der Arzt die Scheide nur ansehen, denn jede Scheide sieht anders aus. Er wird auf austretendes Blut, Operationsnarben, Polypen, Warzen oder andere krankhafte Veränderungen achten, ebenso wie auf Ihren Ausfluß. Die Arzthelferin wird ihm dann das sterile Stäbchen reichen, mit dessen watteumwickelten Ende er den Abstrich abnimmt.

Veränderungen

Die Arzthelferin streicht etwas davon auf ein Glasplättchen und steckt das Stäbchen wieder in den Behälter zurück, damit es ins bakteriologische Labor geschickt werden kann. Das Glasplättchen mit dem frisch abgenommenen Schleim darauf wird sofort unters Mikroskop gelegt.

Drei Proben

Der Arzt sollte drei Vaginalabstriche nehmen: einen von oben vom Gebärmutterhals, um zu erfahren, ob der Ausfluß aus der Gebärmutter austritt, einen von der Mitte, aus dem hervorgeht, was in der Scheide selbst an Bakterien ist, und anschließend einen Abstrich vom Damm bzw. von der Harnröhrenöffnung. Mit dem, was der Arzt unter dem Mikroskop sieht, kann er den Zustand Ihres Unterleibs genau beurteilen.

Wenn es Ihnen, abgesehen von den Ausflußbeschwerden, irgendwo weh tut, während Sie der Arzt mit der Hand untersucht, sagen Sie es ihm jetzt. (Selbst wenn Sie keinen Ausfluß haben, sondern wegen etwas anderem zur Untersuchung gekommen sind, wird die gesamte Untersuchung so ablaufen wie beschrieben.)

After austasten

Wenn der Darm mit Ihren Beschwerden zu tun hat, wird der Arzt zwei Finger in Ihre Afteröffnung stecken und fühlen, ob irgend etwas nicht in Ordnung ist oder ob irgendwo ein Knoten ist, der nicht sein sollte. Diese Untersuchung ist unangenehm, aber nicht schmerzhaft. Die gesamte Untersuchung braucht Ihnen nicht peinlich zu sein. Denken Sie daran, daß der Arzt Gummihandschuhe trägt, die er nach Gebrauch wegwirft, und daß diese Untersuchung zu den Routinedingen seines Berufs gehört.

Eventuell bekommen Sie auch beim Gynäkologen – wahrscheinlich vor der Untersuchung – einen kleinen Becher, in den Sie Urin lassen sollen. Bei Harnwegsbeschwerden in Verbindung mit Ausfluß wird sogar sicherlich eine Urinprobe genommen und genauso untersucht wie der Schleim. Etwas Urin kommt sofort unters Mikroskop, und der Rest geht ins bakteriologische Labor.

So und nicht anders sollte jeder Ausfluß untersucht werden. Bei jedem Ausfluß sollte die Patientin den Arzt zu Rate ziehen; je eher sie das tut, desto schneller sind die Beschwerden verschwunden.

Wenn Sie plötzlich Ausfluß bekommen oder ständig mit Ausfluß zu tun haben, gibt es ein paar wichtige Dinge, an die Sie denken sollten. Sie werden Ihnen helfen, schnell gesund zu werden:

- Setzen Sie sich nicht in die heiße Badewanne. Mit einem heißen Bad machen Sie unter Umständen die Sache nur schlimmer. Das gilt besonders dann, wenn Sie Hefepilze haben. Dieser Pilz gedeiht nicht nur in großer Wärme, sondern auch in Feuchtigkeit. Genau das ist es aber in der Badewanne – heiß und feucht. Bei Ausfluß sollten Sie sich nur kurz unter die Dusche stellen oder sich im Stehen waschen und einen feuchten Wattebausch zur Reinigung nehmen. Wenn Sie ständig unter kompliziertem Pilzbefall leiden, dürfen Sie mindestens zwei Monate nicht in die Badewanne steigen.
- Wechseln Sie die Unterwäsche zweimal täglich, und kochen Sie die Höschen aus. Oder tragen Sie eine schmale, dünne Slipeinlage, die Sie jederzeit herausnehmen und durch eine frische ersetzen können. Aber nehmen Sie keine Einlage mit Plastikfolie an der Unterseite, denn das würde verhindern, daß Luft an die entzündeten Hautstellen gelangt, und die Heilung verzögern.
- Wenn Sie allzu viel herumlaufen, werden sich die Beschwerden ausbreiten, da die gegeneinanderreibende feuchte Haut die Reizung noch verstärkt. Achten Sie also darauf, daß Sie genügend Ruhe bekommen. Achten Sie auch auf genügend Schlaf.
- Auch wenn Sie ständig in der gleichen Haltung sitzen, wird sich die Entzündung verstärken.
- Trinken Sie mehr als gewöhnlich, damit jede Möglichkeit, daß sich der Ausfluß in der Harnröhre festsetzt, von vorneherein unterbunden wird. Lassen Sie den Urin die Harnwege freispülen!
- Achten Sie auch auf gesunde Ernährung. Meiden Sie Zucker und Süßigkeiten!
- Tampons und parfümiertes Toilettenpapier weglassen und auf gar keinen Fall Deodorants zur Intimpflege anwenden!
- Setzen Sie mit dem Geschlechtsverkehr aus, bis die Scheidenentzündung verheilt und die Behandlung beendet ist. Wenn Sie den Intimverkehr wiederaufnehmen, lassen Sie Ihren Partner eine Weile lang ein Präservativ benutzen.
- Vergewissern Sie sich, daß Ihr Partner ebenfalls vom Arzt für Haut- und Geschlechtskrankheiten oder vom Urologen untersucht worden ist. Selbst wenn der Mann keine Symptome zeigt, kann er trotzdem infiziert sein. Sobald Sie wieder mit ihm schlafen, haben Sie dann die Entzündung wieder!

In den meisten Fällen kommt Ausfluß durch Verunreinigung von außen zustande und ist demzufolge vermeidbar!

Trichomonaden

Spezifischer Geruch

Trichomonaden verursachen einen dünnflüssigen, eigentümlich riechenden Ausfluß, der eine heftige Entzündung hervorruft. Patientinnen, die zum ersten Mal Trichomonaden hatten, meinten oft, sie hätten aus Versehen Urin gelassen. Plötzlich läuft ein Schwall Flüssigkeit aus dem Unterleib, und man ist ganz erschrocken und peinlich berührt. Die herauslaufende Flüssigkeit ist meist durchsichtig und trocknet auf der Unterwäsche als gelblichbrauner Fleck. Die Trichomonaden sterben beim Kontakt mit der Luft ab, d.h. sie müssen unmittelbar nach der Entnahme des Abstrichs unters Mikroskop gehalten werden, damit man sie identifizieren kann.

! Trichomonaden sind ansteckend; sie werden vor allem beim Geschlechtsverkehr übertragen, und die Trichomoniasis gehört deshalb zu den sexuell übertragenen Krankheiten. Die Ansteckung durch den Partner kommt am häufigsten vor; daneben gibt es noch andere Möglichkeiten der Ansteckung.

Wieder kann es zum Beispiel die mangelnde Hygiene sein oder spritzende Kloschüsseln. Manche Frauen vermeiden dieses Hochspritzen, indem sie Toilettenpapier in die Kloschüssel legen, bevor sie den Stuhl entleeren. Frauen, die sich genau an die im Kapitel »Ein offenes Wort zur Sauberkeit« erläuterten Waschregeln halten, dürften eigentlich keine Trichomonaden durch Verunreinigung bekommen. Wenn es trotzdem passiert, begeben Sie sich sofort in ärztliche Behandlung, und nehmen Sie Ihren Partner gleich mit, damit auch er behandelt wird. Männer haben bei Trichomonadenbefall oft keine spürbaren Symptome. Trotzdem sollen *beide*, Mann und Frau, Tabletten gegen die Trichomonaden einnehmen. Wie üblich bei dieser Art von Erkrankung soll mit dem Geschlechtsverkehr ausgesetzt werden, bis die Nachuntersuchung ergibt, daß Sie wieder gesund sind. Danach sollten Sie und Ihr Partner die Hygieneregeln etwas straffer handhaben!

Auch den Partner behandeln!

Herpes

Kaum vollständige Ausheilung

Herpes an den Genitalien ist immer weiter verbreitet. Das Schlimmste am Herpes ist, daß man ihn nur selten ganz wieder wegbringt, wenn man ihn einmal gehabt hat. Die auslösenden Viren werden durch Kontakt mit einem Träger dieser Krankheit übertragen – sei es, daß man jemanden mit Herpesausschlag küßt oder daß man mit jemandem schläft, dessen Herpesbläschen nicht abgeheilt sind. Männer, die beständig Herpes haben, gaben an, der Ausschlag sei in Verbindung mit oral-genitalem Kontakt aufgetreten.

Die Herpeswunde ist schuppig und sieht oft aus wie ein aufgeschlagenes, verschorftes Knie. In schweren Fällen kann der Ausschlag die ganze Lippe oder Nase bedecken, und es kann bis zu drei Wochen dauern, bevor er vergeht. Der Genitalherpes kann auch bei ganz »normaler« Missionarsstellung beim Geschlechtsverkehr übertragen werden, wobei die dabei produzierten Sekrete als Überträger anzusehen sind. Bei schwerem Herpesbefall kommt das Geschlechtsleben oft völlig zum Erliegen, manchmal mehrere Jahre lang. Andere haben mehr Glück und bekommen Herpes nur nach oral-genitalem Kontakt. Bei drohender Ansteckungsgefahr mit Herpes sind Präservative zu empfehlen.

Schuppige Wunde

! In fachärztlichen Kreisen nimmt man an, daß die zunehmende Verbreitung von pornographischer Literatur und »aufklärenden« Pornofilmen mehr Leute dazu gebracht hat, oral-genitalem Sex nachzugehen. Doch wer allzu viel herumexperimentiert, wird sich letzten Endes mit weniger Sex begnügen müssen, da seine Geschlechtsorgane krank geworden sind!

Zervixerosionen

Auf diese Erkrankung wird im Kapitel »Fragen und Antworten« eingegangen. Wenn Sie wegen einer Erosion wiederholt Ausfluß haben, sollte der Gynäkologe eine Kauterisation in Erwägung ziehen, weil der Zustand sonst noch schlimmer werden kann. Bei längerer Wartezeit auf diesen Eingriff vermindert ein Kondom die mögliche Ansteckung des Partners.

Abtragung

Vaginalwarzen

Warzen bestehen aus überschüssigem, sich verhärtendem Zellmaterial. Befinden sie sich in der Vagina, können sie beim Verkehr gerieben oder aufgescheuert werden und eventuell bluten. Vermutlich tut das auch weh. Die Warzen können unter Narkose wegkauterisiert werden. Anschließend ist ungefähr drei bis vier Wochen sexuelle Enthaltsamkeit angeraten.

In jüngster Zeit wurde eine sehr nützliche und schmerzlose Methode entwickelt, mit der Polypen und Warzen ohne Kauterisation und ohne Betäubung entfernt werden können. Selbst eine Lokalanästhesie ist nicht nötig, da statt mit Wärme nach dem Kälteprinzip gearbeitet wird. Das Verfahren nach diesem Prinzip wird Kryochirurgie genannt.

Kryosonde

Die Kryochirurgie wird vom Gynäkologen mit Hilfe einer Kryosonde durchgeführt, während die Patientin auf einer einfachen Liege liegt. Die ganze Prozedur dauert vielleicht 90 Sekunden und ist nicht schmerzhaft, abgesehen von einem leichten Ziehen in der Gebärmutter für den Rest des Tages. Bei der früher gebräuchlichen Kauterisation kam es doch immer zu Blutungen, und man hatte ein paar Tage lang einen unangenehmen Ausfluß. Abgesehen davon dauerte alles viel länger: die Zeit im Krankenhaus, bis man sich von der Narkose erholt hatte und bis die Wunde verheilt war.

Polypen

Polypen in der Vagina und am Gebärmutterhals sind ähnliche Gebilde wie die Warzen, nur daß sie schwammig sind und nicht hart. Sie bereiten für gewöhnlich keine Schmerzen; aber beim Verkehr können sie etwas bluten. Auch hier ist die Kauterisation bzw. Kryochirurgie angebracht, weil eine ständig offene Wundstelle in der Vagina zu Infektionen führen kann.

Nichtinfektiöser Weißfluß

Abschilferungen

Dieser weißliche Ausfluß wird oft irrtümlich für Pilzbefall der Scheide gehalten. Unter dem Mikroskop ist dann jedoch nichts Krankhaftes zu entdecken. Ebenso wie am gesamten Körper befinden sich in der Scheide Hautschichten, die nach Ablauf ihrer Lebensdauer abschilfern. Sie lösen sich meistens mit den täglichen Ausscheidungen; manchmal lösen sich jedoch mehr Hautzellen als sonst und machen sich als Ausfluß bemerkbar. Die losgelösten Zellen reiben auf der Haut und können, wie jeder Ausfluß, die Harnröhre in Mitleidenschaft ziehen.

Gesteigerte hormonale Aktivität

Daraus ergibt sich leicht eine Infektion, da Bakterien in abgestandenen Sekreten immer gut gedeihen. Und wieder ist gute Körperhygiene oberstes Gebot! Manchmal hat es gar keinen bestimmten Grund, daß die Abschilferung stärker ist als gewöhnlich; vielleicht liegt es an der Jahreszeit – wie Haare, die einem im Herbst stärker ausgehen. Manchmal ist Weißfluß ein frühes Anzeichen einer Schwangerschaft. Er bildet sich aufgrund der gesteigerten Hormontätigkeit, mit der der Uterus auf die Aufnahme des befruchteten Eies vorbereitet wird. Sorgfältige Körperpflege ist die einzig sinnvolle Art, dem verstärkten Ausfluß zu begegnen. Wischen Sie den Ausfluß mit einem feuchten Wattebausch weg, oder gießen Sie Wasser aus einer Flasche von vorne nach hinten über den Damm, oder duschen Sie ein paarmal täglich. Ein heißes Bad zu nehmen ist, aus den weiter vorn beschriebenen Gründen, nicht zweckmäßig.

! Wenn Sie gerade mit der Einnahme der Pille begonnen haben, kann auch das zu verstärktem Scheidenausfluß führen. Auch hier ist der Grund dafür in der hormonellen Veränderung zu suchen. Der Gynäkologe wird bei sehr starkem Weißfluß vielleicht eine Vaginalspülung empfehlen; aber häufiges Reinigen mit einem feuchten Wattebausch müßte die Reizung in erträglichen Grenzen halten. Erfahrungsgemäß neigen Frauen über 35 zu vermehrter Hautabschilferung in der Scheide.

Mischinfektionen

Leukozyten

Diese Infektionen sind schwer zu beschreiben, weil sie durch verschiedene Krankheitserreger verursacht sind. Meist lassen sich unter dem Mikroskop Leukozyten (weiße Blutkörperchen) nachweisen, die ein Zeichen für eine Entzündung sind. Diese »Eiterzellen« führen dann leicht zu Ausfluß. Bei guter Körperpflege lassen sich zwar die unangenehmen Begleiterscheinungen wie Wundsein, Rötung und Harnröhrenbrennen gelegentlich vermeiden, aber das Ganze ist trotzdem lästig. Auch mit unspezifischen Entzündungen sollten Sie den Arzt aufsuchen, es sei denn, sie gehen dank Ihrer Selbsthilfe von allein weg. Strikte Hygiene ist ratsam: Vielleicht kommt die Entzündung vom Waschlappen für »untenrum«, der nicht täglich gewechselt und ausgekocht wird? Auf Sex sollten Sie verzichten, bis eine Nachuntersuchung geklärt hat, ob Sie wieder in Ordnung sind. Auch bei unspezifischen Entzündungen sollte sich Ihr Partner mituntersuchen lassen, besonders, wenn er nicht beschnitten ist.

Würmer

Fadenwürmer

Von den im menschlichen Darm vorkommenden Würmern ist der Fadenwurm der am häufigsten verbreitete. Er ist ungefähr einen Zentimeter lang und sieht aus wie ein kleines Fädchen. Darmwürmer treten oft bei Familien mit kleinen Kindern auf. Das kommt daher, weil Kinder beim Spielen mit Sand, Gras, Schmutz usw. in Berührung kommen und sich die winzigen Wurmeier an den Händen und unter den Fingernägeln festsetzen können.

! Hat ein Kind in der Familie Würmer, kann es alle übrigen Familienmitglieder anstecken. Man sollte am Abend nachsehen, ob sich das Kind am Po wundgekratzt hat, und an der Afteröffnung nach Würmern Ausschau halten, da sie abends aus dem Darm austreten.

Wurmkur

Nicht nachlassende, unerklärliche Scheidenentzündungen oder -infektionen können durch Würmer verursacht werden. Nach einer sogenannten Wurmkur werden Sie sich besser fühlen. Manchmal genügt die einmalige Entwurmung nicht; der Juckreiz am After tritt erneut auf. Wiederholen Sie die Kur! Die notwendigen Präparate bekommen Sie ohne Rezept in der Apotheke.

Pilze: Monilia und Candida

Hefepilze sind außerordentlich verbreitet. Tatsächlich hält man dieses Pilzwachstum in Ärztekreisen für eine regelrechte Epidemie. Zu Urgroßmutters Zeiten war dieses Problem nahezu unbekannt. Urgroßmutter hatte nicht so viel mit Dingen zu tun, die die Pilzentwicklung fördern, und instinktiv ließ sie ihrem Körper die richtige Pflege angedeihen.

Auf angegriffenen Schleimhäuten

Um das richtig zu verstehen, müssen wir wissen, was eine Pilzbesiedlung ist und wie sie zustande kommt. Die Pilze haben die Eigenschaft, sich besonders in angegriffenen oder geschwächten Schleimhäuten festzusetzen. Mund, Darm und Geschlechtsorgane sind die bevorzugten Stellen, an denen sie gedeihen. Babys und kleine Kinder können sie genauso bekommen wie Erwachsene.

Pilze gedeihen in warmer, feuchter, zuckerhaltiger Umgebung, und so erklären sich die bevorzugten Körperstellen. Bei Hefepilzbefall entsteht ein dickflüssiger, gelblicher, stark juckender Ausfluß, der Flecken auf der Unterwäsche verursacht und bei unsachgemäßer Behandlung immer wieder Anlaß zu Beschwerden geben kann. Die folgende Klage einer Frau ist leider nicht ungewöhnlich:

»Ich habe in den letzten fünf Jahren sehr stark unter diesem lästigen Ausfluß zu leiden gehabt. Ständig habe ich mich blutig gekratzt.«

Viele Patientinnen haben zusätzlich zu ihren Blasenbeschwerden unter diesen Pilzen zu leiden. Und das haben sie den ärztlichen Behandlungsmethoden zu verdanken! Wer nicht zur Selbsthilfe greift, muß ärztlich verordnete Antibiotika schlucken. Die wiederholte Antibiotikaeinnahme schwächt den Körper jedoch zusehends; er wird äußerst anfällig für Pilzentwicklung. Das sich ausbreitende

Pilzwachstum spüren Sie unweigerlich auch in der Harnröhre. Sie und Ihr Arzt glauben nun, es liege wieder eine Harnröhrenentzündung vor. Daraufhin folgen erneute Antibiotikagabe und stärkerer Pilzbefall als zuvor.

Antibiotikum plus Antimykotikum

Männer, Frauen oder Kinder, die anfällig für Pilze sind, sollten bei Antibiotikaeinnahme stets gleichzeitig gegen Pilze behandelt werden! Sie sollten unbedingt versuchen, ohne Antibiotika auszukommen. Wenn man zu Pilzentwicklung neigt, sind erfahrungsgemäß kurze bzw. einmalige, hochdosierte Antibiotikagaben der langgezogenen Einnahme vorzuziehen. Die antibiotische Wirkung im Körper kann noch vier bis sechs Wochen nach Beendigung der Einnahme anhalten, manchmal sogar noch länger. Also, haben Sie Geduld mit sich selbst!

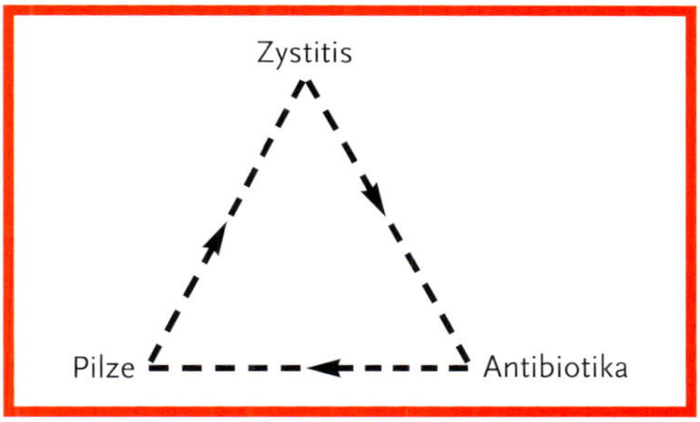

Abb. 4

Wenn Sie irgendwie in obiges Dreiecksschema fallen, sind Antibiotika keine Lösung für Sie. Halten Sie sich bei der Pilzbehandlung an die ärztlichen Vorschriften; aber zusätzlich sollten Sie mehr trinken als sonst, um die Pilze nicht in die Harnröhre aufsteigen zu lassen. Ein großes Glas mit einer der weiter vorn empfohlenen alkoholfreien Flüssigkeiten alle Stunden während des Tages könnte helfen, bis die Nachwirkungen der Antibiotika nachgelassen haben und Ihr Zustand sich gebessert hat. Das ist die einzige Möglichkeit, von dieser fatalen Kettenreaktion Zystitis–Antibiotika–Pilze loszukommen. Manche Frauen werden diese lästigen Symptome jahrelang nicht los – die sich daraus ergebenden sexuellen Frustrationen und ehelichen Spannungen sind beträchtlich.

Eheliche Spannungen

Urgroßmutter bekam keine Pilze durch Antibiotika, weil es Antibiotika damals noch nicht gab. Bei einem Brustkatarrh legte Urgroßmutter sich ins Bett, packte sich warm ein, inhalierte einen Wundbalsam, nahm ein paar Schmerzmittel und schwitzte ihre Krankheit aus – oder starb daran.

Antibiotika können stets Pilze hervorrufen, egal gegen welche Krankheit sie eingenommen werden und egal ob der Patient weiblich oder männlich oder jung oder alt ist. Nimmt ein Mann beispielsweise wegen einer Augenentzündung Antibiotika und entwickelt danach Pilze, kann er sie auf seine Geschlechtspartnerin übertragen. Pilze gehören zu den sexuell übertragbaren Krankheiten.

Das Scheidenmilieu

Hartnäckiges Pilzwachstum bei Frauen kann auch auf eine Hormonstörung zurückzuführen sein. Oft bemerkt die Patientin, daß es vor Beginn der Periode einsetzt oder schlimmer wird. Die hormonalen Veränderungen vor der Periode verändern das Scheidenmilieu zum Alkalischen hin, wodurch sich der Pilz schneller ausbreiten und gedeihen kann. Das gleiche geschieht bei manchen Frauen, wenn sie die Pille nehmen. Weißfluß und Pilze bilden dann einen Mischausfluß, den man nur unter dem Mikroskop richtig identifizieren kann.

Um die Veränderung des Scheidenmilieus auszugleichen und es wieder leicht sauer zu machen, kann die Patientin eine Vaginalspülung mit einer schwachen Essiglösung (1 Teelöffel Essig auf 1/2 Liter lauwarmes Wasser) ausprobieren.

Urgroßmutter nahm auch nicht die Pille. Um prämenstruellen Reizzuständen zuvorzukommen, ließ sie unter den langen Röcken einfach die Unterhose weg.

Diabetes ist die einzige Krankheit, bei der man die Pilzentwicklung als Begleiterscheinung nicht verhindern kann. Nur wenn die Blutzuckerkrankheit durch eine tägliche Insulingabe sorgfältig unter Kontrolle gehalten wird, können der Blutzuckergehalt gesenkt und die Pilzentwicklung gestoppt werden. Es gibt auch ein Prädiabetes-Stadium. Dabei variiert die Höhe des Blutzuckergehalts ständig, bevor sich endgültig Diabetes daraus entwickelt. Prädiabetes wird durch viel Zucker in der Nahrung verschlimmert.

Zwei Stück Zucker in jeder Tasse Tee oder Kaffee sind zum Beispiel schon viel. Ebenso gefährlich ist die Sucht nach süßen Nachspeisen. Bei vielen Patienten mit Pilzen stellt sich bei genauerer Befragung heraus, daß sie übermäßig viel Bonbons oder süße Sachen essen.

Prädiabetes bei Kindern

Prädiabetes ist bei Kindern ein häufiger Grund für Pilze, weil Kinder so auf Süßigkeiten versessen sind. Schränken Sie die Bonbons bei Ihrem Kind ein, oder lassen sie sie ganz weg! Für die gesunde Ernährung sind Zucker und Süßigkeiten entbehrlich – sie scheinen nur nachteilige Wirkungen zu haben.

Männer im Prädiabetes-Stadium verschlimmern die Pilzgefahr, wenn sie viel Alkohol trinken. Bei Männern werden Pilze durch Zungenbelag oder durch Blähungen angezeigt. An diesen Symptomen können Prädiabetiker die Wirkung des Alkohols relativ einfach ablesen. Sie brauchen nur mal den Alkoholkonsum einen Monat lang oder länger einzuschränken oder ganz aufzugeben und auf die Unterschiede zu achten.

Die Zunahme des Pilzwachstums in neuerer Zeit hat noch eine weitere Ursache. In den sechziger Jahren stiegen die Rocksäume bis übers Knie, und die Strumpffabrikanten ergriffen die Gelegenheit, neuartige Strümpfe zu kreieren, in denen sich die Frauen ungenierter bewegen konnten: Man erfand die Strumpfhose. Sie wurde zum Renner und eroberte sich den Markt. Nylon und Perlon, aus denen die Damenstrumpfhosen hergestellt werden, sind jedoch luftundurchlässig!

Die Luft ist der am meisten verwendete Trockner auf dieser Welt: Wir lassen unser Haar an der Luft trocknen, wir hängen unsere Kleider zum Trocknen auf die Wäscheleine im Garten, und vieles andere mehr trocknen wir an der frischen Luft. Normalerweise ist die Luftbewegung zu gering, als daß sie das Gewebe der am Körper anliegenden Perlonstrumpfhose durchdringen könnte. Ohne diese Luftzufuhr ist der Dammbereich aber feucht von den Ausdünstungen und dem Schweiß unter dem Zwickel. Die gesamte Körperhaut scheidet durch die Poren Feuchtigkeit aus, und in der Gegend von Gesäß und Damm schwitzt man mehr als an anderen Stellen. Wenn die Feuchtigkeit nicht von der Luft aufgetrocknet wird, bleiben diese Stellen feucht. Mit anderen Worten: Perlonstrumpfhosen lassen einen unter dem Zwickel schwitzen.

Feuchter Dammbereich

! Die Haut ist warm, und am Damm ist es normalerweise noch wärmer. Die Wärme, zusammen mit den nicht trocknenden Ausdünstungen, ergibt die Grundbedingungen für Pilzwachstum. So hat die Erfindung der Strumpfhose dazu beigetragen, den ungesunden Zustand von Wärme plus Feuchtigkeit im Dammbereich der Frau zu etablieren. Trägt die Frau unter der Perlonstrumpfhose dann noch eine elastische Miederhose und eines jener reizenden, aber ruinösen Perlonunterhöschen, dann ist sie gar in drei höchst ungesunde Perlonschichten eingepackt!

Als die Miniröcke schließlich unmodern wurden, kam die nächste Neuerung, die der weiblichen Gesundheit einen weiteren, unermeßlichen Schaden zufügen sollte: enge Jeans und enge Hosen. Diese engen Hosen sind eine vierte Barriere, die der natürlichen Kühlung und Heilung des Unterkörpers im Wege steht. Es ist bezeichnend, daß die Frauen bei uns heutzutage mehr Unterleibsbeschwerden haben und ihre Organe kränker sind als je zuvor, daß aber von Frauen in Ländern mit heißem Klima, die normalerweise keine Strumpfhosen und keine engen Hosen tragen, keine nennenswerten Probleme mit Pilzen bekannt sind.

Jeans

Jeans und Hosen kamen gleichzeitig mit der Frauenbewegung auf, als Frauen ihr Äußeres den Männern anpassen wollten. Allmählich setzte sich diese Idee in allen Altersgruppen durch – mit enganliegenden Jeans wurde Erotik ausgedrückt. Die Männer bestärkten ihre Freundinnen darin, die aufregende Mode mitzumachen. Auch ältere Frauen zwängten sich hinein, weil sie es schick fanden.

Dieser äußere Ausdruck der »Frauenbefreiung« hatte leider einen wenig befreienden Nebeneffekt: Es verlockt nämlich nicht gerade zu sexuellen Abenteuern, wenn man quälenden Juckreiz und übelriechenden Ausfluß an sich feststellen muß. Die engen Jeans verhindern nicht nur die Luftzufuhr, sondern sie reiben auch im Schritt gegeneinander. Das kneift und drückt gegen den empfindlichen Scheidenbereich, und durch die Reibung entsteht zusätzliche Wärme: Man schwitzt noch mehr. So wurden Scheidenpilze in den siebziger Jahren zu einer allgemein verbreiteten, sexuell übertragenen Krankheit.

Zusätzliche Wärme durch Reibung

Der Lernprozeß, den die Frauen durchmachen müssen, ist langwierig und geht auf ihre eigenen Kosten. Inzwischen wurde auf die Wäsche- und Strumpfindustrie Druck ausgeübt, Strumpfhosen und Miederhosen mit Baumwollzwickeln herzustellen. Leider haben die Hersteller nicht begriffen, daß der Baumwollzwickel nur dann einen Sinn hat, wenn auch die Perlonschicht unter dem Zwickel weggelassen wird.

Baumwolle

Unterhosen sollten aus 100%iger Baumwolle sein. Man könnte durchaus hübschere Modelle entwerfen: Für den Sommer knappe Baumwollslips und für den Winter größer geschnittene, nett verzierte, festere Baumwollunterhosen. Perlonstrumpfhosen sollten ohne Zwickel sein und Miederhosen mit einem auswechselbaren Baumwolleinsatz ohne Nylonunterschicht versehen werden.

Knallenge Jeans müssen endgültig aus der Mode kommen! Die Hosen sollten einen tiefen Schritt haben und locker sitzen; als Material sollten Baumwolle im Sommer und leichte Wollstoffe im Winter verwendet werden. Die neuen »Karottenhosen«, die oben weit sind und unten eng, haben nur dann einen Sinn, wenn sie im Schritt nicht einschneiden. Unter den Hosen trägt man Baumwollunterhosen und an den Beinen Kniestrümpfe oder Socken.

Lange Röcke im Großmutterstil können die Antwort auf Probleme mit Pilzen sein. Zu Hause könnten Sie unterm langen Rock und Unterrock die Unterhose ohne Angst vor neugierigen Blicken weglassen.

! Bei einer empfindlichen Frau genügt es, wenn sie nur einen Nachmittag lang Perlonunterwäsche oder enge Jeans trägt, um eine Pilzentwicklung in Gang zu setzen.

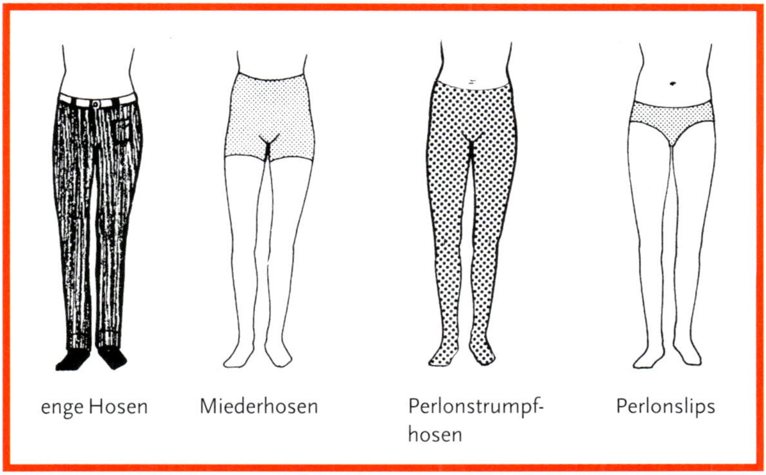

Abb. 5 Diese Kleidungsstücke sollten Sie möglichst meiden

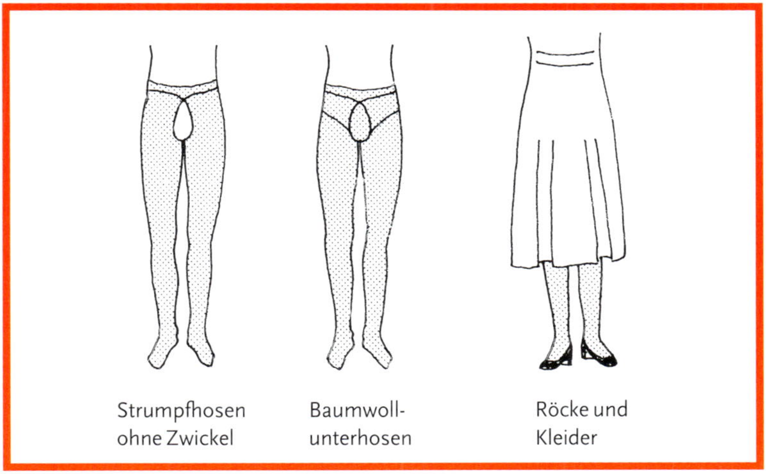

Abb. 6 Zu bevorzugen sind diese Kleidungsstücke

Milchsäurezäpfchen

Daß man Pilze bekämpfen kann, indem man Joghurt in die Scheide streicht, halte ich für unwahrscheinlich. Aber Milchsäurezäpfchen, die leider nur mehr selten verschrieben werden, können durchaus dazu dienen, ein gesundes Scheidenmilieu herzustellen.

Das normale, gesunde Scheidenmilieu ist leicht sauer, verändert sich aber vor der Periode zum Alkalischen hin. Ein starker Umschwung zum Alkalischen ist bei manchen Frauen die Ursache für wiederkehrende Zystitis, besonders vor der Periode. Fragen Sie Ihren Arzt, ob er Milchsäurezäpfchen in Ihrem Fall für geeignet hält, der Alkalisierung entgegenzuwirken.

Malzessig

Sie können auch versuchen, jeden Abend Malzessig in die Flasche mit dem lauwarmen Wasser zu tun, das Sie zur abendlichen Hygiene von vorne nach hinten über den Damm gießen. Wischen Sie die Harnröhrenöffnung hinterher mit einfachem Wasser ab. Bei akutem Pilzbefall sollten Sie vorsichtig mit dem Waschen sein. Waschen Sie sich nur nach dem Stuhlgang, duschen Sie jeden Abend vor dem Zubettgehen, oder waschen Sie sich wie beschrieben – von vorn nach hinten –, damit die pilzbefallenen Hautstellen nicht unnötig gerubbelt werden.

Nicht in der Wanne »weichen«

Heiße Bäder können einen bestehenden Pilzbefall nicht nur extrem verschlimmern, sondern sogar Pilze verursachen. Urgroßmutter nahm Samstag abend ein Bad in der Zinkbadewanne vor dem Küchenherd. Das Wasser kühlte relativ schnell ab, sie hockte nicht stundenlang darin. An den übrigen Wochentagen wusch sie sich im Stehen vor einer Waschschüssel mit Kanne und benutzte dabei einen extra ausgekochten Waschlappen. Und bestimmt war sie gesünder als viele Frauen heute.

Weitere Pilzgefahr droht, wenn man häufig in gechlortem Wasser schwimmt. Das gechlorte Wasser läuft bei jedem Schwimmstoß in die Vagina und schafft die Voraussetzungen dafür, daß sich Pilze entwickeln können. Wenn das Duschen nach dem Schwimmen nicht genügt, um die Pilze fernzuhalten, muß man auf das Schwimmvergnügen verzichten.

! Es gibt Frauen, die zum Sporttreiben eher in Perlonstrumpfhosen antreten, als ihre weißen Käsebeine vorzuzeigen. Perlonstrumpfhosen sind sowieso schon schlecht; katastrophal wirken sie sich aus, wenn man in ihnen Sport treibt und schwitzt.

Kunstfaserbezüge

Alles, was bei Ihnen ein Pilzwachstum auslösen könnte, sollten Sie unterlassen. Manche Büroangestellte sitzen zum Beispiel jeden Tag auf Bürostühlen mit Bezügen aus Perlon oder Kunstfasergeweben. An ihren Damm gelangt keine frische Luft, und das schafft bereits die Voraussetzungen für Pilze. In diesem Kapitel wird deshalb auf so viele Einzelheiten eingegangen, damit Ihr Bewußtsein geschärft wird für die vielen Möglichkeiten, die zu einer Pilzentwicklung führen können. Denn: Pilze sind vermeidbar. Pilze sind keine unheilbare Krankheit, die man nicht mehr los wird. Lediglich bei Diabetes sind Pilze als Begleiterscheinung häufig unabwendbar, aber selbst hier lassen sie sich durch strikte Einhaltung der Hygieneregeln auf ein erträgliches Maß reduzieren.

Die Behandlungsmethoden gegen Pilze sind von Arzt zu Arzt verschieden. Es gibt viele Arten von Einlagen oder Zäpfchen und oral einzunehmenden Tabletten, die große Wirksamkeit haben. Wenn dieser Pilzbefall über viele Jahre hinweg immer wieder auftritt, hat man unter Umständen einen juckenden, entzündeten Fleck in den Schamhaaren. Stoppen Sie das Jucken gleich durch eine hydrocortisonhaltige Salbe. Lassen Sie die Salbe nicht an die Innenseite der Schamlippen kommen, weil das reizt; aber zum Auftragen auf die äußeren Schamlippen ist sie gut geeignet.

Jucken in der Schamhaarregion

Wenn Sie einen juckenden Fleck in den Schamhaaren und in der Schamgegend unbehandelt lassen, wird es nicht lange dauern, bis er die Scheide erreicht. Bei Jucken in den Schamhaaren hilft es, wenn man die Schamhaare auf ein bis zwei Zentimeter Länge abschneidet. Man merkt den Unterschied, wenn sie wieder nachgewachsen sind und jucken. Aber rasieren Sie die Schamhaare nicht ab, und benutzen Sie keine Enthaarungscreme! Das führt zu Entzündungen und Wundsein.

Pilzerkrankungen sind eine Plage für das weibliche und männliche Geschlecht, wobei das weibliche mehr darunter zu leiden hat. Wir müssen lernen, damit fertig zu werden. Und vor allem müssen wir begreifen, daß nicht alle modernen Errungenschaften, seien es Medikamente oder Materialien, gesund für unseren Körper sind. Bei wohlüberlegter Anwendung ist es jedoch möglich, deren Nachteile zu umgehen und die Vorteile zu nutzen.

10 Die Gefahren von Seifen und anderen Hygieneartikeln

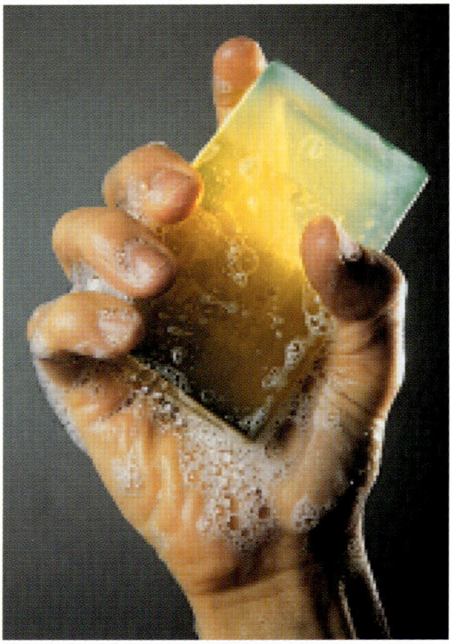

Da Zystitis und Scheidenentzündung so häufig selbst herbeigeführt werden, ist offensichtlich die Vermeidung dieser selbstinduzierten Ursachen die allerbeste Vorbeugung. Nach wie vor gilt bei allen Entzündungen: vermehrte Flüssigkeitsaufnahme, um Infektionskeime von außen daran zu hindern, in der Harnröhre aufzusteigen und in die Blase zu gelangen. Mit der modernen Medizin kann man zwar eine Entzündung behandeln; aber die Ursachen schon vorher beseitigen – das können Sie selbst!

Hier ein Ausschnitt aus einem Brief, der sich auf einen Zeitungsartikel über Desodoranzien zur Intimpflege bezieht:

Schmerzen beim Wasserlassen

»Ich wasche mich jeden Tag. Aber eines schönen Tages kaufte ich mir einen Deodorant-Spray, weil ich eine Miederhose und eine lange Hose darüber trage. Nachdem ich den Spray an zwei oder drei Tagen morgens benutzt hatte, bekam ich Schmerzen beim Wasserlassen. Ich dachte, ich hätte mich erkältet, und hörte auf, den Spray zu benutzen. Nach einer Woche war ich wieder in Ordnung. Den Spray hatte ich ganz vergessen, bis ich ihn vor zwei Wochen zufällig wiederfand und ihn erneut benutzte. An drei Tagen morgens hintereinander sprühte ich mich ausgiebig am Po und vorne in der Schamgegend ein, weil ich den Geruch des Sprays so angenehm fand. Wieder tat es mir beim Wasserlassen sehr weh, und Harndrang hatte ich auch. Die ganze Woche fühlte ich mich miserabel. Dann las ich zufällig letzten Sonntag in der Zeitung einen Artikel darüber, wie gefährlich Vaginalsprays sind. Inzwischen fühle ich mich wieder besser. Aber ich denke mit Schrecken daran, was man uns allen antut und wie ahnungslos wir sind.«

Anscheinend bedarf es dieser persönlichen Erfahrung, damit Frauen lernen, sich nicht länger übervorteilen zu lassen und diese profitträchtigen »Aufreizartikel« zu kaufen, die ein Gesundheitsrisiko darstellen. Anscheinend sind unsere Verbraucherschutzgesetze unzureichend!

Mehr Verbraucherschutz!

Immer mehr Frauen zeigen allergische Reaktionen auf Gesichtskosmetika, weil »neuere und bessere« chemische Substanzen erforscht und ausprobiert werden, immer mit einem Seitenblick auf bessere Gewinnchancen für den Hersteller. Wirklich reine Zutaten sind heute nicht mehr billig zu haben. Es gibt nicht mehr genug, um die Nachfrage zu befriedigen. So stellt man künstlichen Ersatz her und experimentiert damit herum. Früher stellten die Hausfrauen ihre Seife für den Hausgebrauch selbst her: aus dem Talg von Schafs- oder Ziegenfett. Und weil die daraus gewonnene Seife zwar naturrein war, aber nicht besonders gut roch, fügten die Frauen Kräuter aus dem Kräutergärtchen oder Blütenblätter stark duftender Blumen hinzu, zum Beispiel Lavendel. Aber das beeinträchtigte nicht die Naturreinheit der Seife. So blieb es jahrhundertelang.

Massenprodukte

Mit dem Aufschwung der industriellen Entwicklung im 19. Jahrhundert begann die Massenproduktion von allen möglichen Gütern. Da das Geschäft mit der weiblichen Eitelkeit schon immer gewinnversprechend war, begann man, auch Kosmetik- und Toilettenartikel in großem Stil herzustellen und zu vermarkten. Mit Erfolg. Naturreine, zu Hause hergestellte Seife gab es praktisch nicht mehr. Die Seifenproduktion wurde zur Domäne der Männer, die nun für die arbeitende Bevölkerung Seife en masse herstellten. Zuerst verwendete man Karbolseife, um Küchenböden und Metzgerläden zu schrubben. Dann verwendete man sie in Entbindungsstationen von Krankenhäusern. Es stellte sich heraus, daß die Sterblichkeitsrate von Müttern, die an Kindbettfieber starben, erheblich gesenkt werden konnte, wenn sich die Geburtshelfer/innen vorher die Hände mit Seife wuschen. Chirurgen begannen, sich vor der Operation die Hände damit zu schrubben. Die hohe Infektionsrate nach den Operationen ging allmählich zurück.

Karbolseife

Irgendein cleverer Fabrikant beschloß dann irgendwann einmal, daß das, was in Krankenhäusern gut war, auch für zu Hause gut sein müßte. So wurde Karbolseife viele Jahre lang die Allzweckseife für den Haushalt. Nachteil dieser Seife war es, daß sie Gesicht und Hände so rauh machte wie Sandpapier. Als Antwort darauf begannen die Hersteller, Weichmacher, Duftstoffe und Cremes hinzuzusetzen, bis zum Schluß keine naturreine Seife mehr übrigblieb.

Weichmacher und Duftstoffe

Farb-, Duft- und andere Zusätze sind inzwischen zum Hauptbestandteil der Seifen geworden. Wir kaufen die Seife mittlerweile wegen ihrer Farbe und ihres Wohlgeruchs und nicht wegen etwaiger Reinheit. Auch die antiseptischen Seifen hatten immer schon einen großen

Antiseptische Seifen

Marktanteil inne. Die Hausfrauen, die sich für Sauberkeit und Gesundheit der Familie verantwortlich fühlen, meinen oft, daß alles, was als antiseptisch bezeichnet wird, die Bakterien für immer vertreiben und eine gesunde Umgebung schaffen müßte.

! Frauen mit Zystitis oder Scheidenentzündung kaufen extra starke antiseptische Seifen in der verzweifelten Hoffnung, damit ihre Entzündung loszuwerden. Statt dessen tragen sie aber nur zur weiteren Verschleppung der Entzündung bei, bis die eigentliche Krankheitsursache überhaupt nicht mehr erkennbar ist. Aus Unwissenheit nehmen Mütter antiseptische Seifen, um den entzündeten Kinderpo zu waschen. Sie meinen, ihrem Kind etwas Gutes getan zu haben; aber leider ist das Ergebnis oft verheerend.

In den vergangenen Jahren kamen desodorierende Seifen auf den Markt, die angeblich Körpergerüche unterbinden und »Frische für den ganzen Tag« versprechen. Mit anderen Worten, es stecken noch mehr zweifelhafte chemische Zusätze in der Seife, die allergische Hautreaktionen auslösen können. Und noch immer widersetzen sich die Frauen nicht! Anstandslos kaufen sie alle Kosmetika, solange sie hübsch verpackt sind, gut riechen und zur Farbe der Badezimmerkacheln passen. Das Geld, das aus der Dummheit und Naivität der Frauen gezogen werden kann, geht jedes Jahr weit in die Millionen Mark. Die Herstellung von kosmetischen Artikeln fällt nicht unter das Arzneimittelgesetz, und daher werden kosmetische Produkte nicht so streng kontrolliert. Neue Artikel werden, wenn überhaupt, nur vom Hersteller selbst getestet, dessen Standpunkt zwangsläufig voreingenommen ist.

Selten langfristige Kosmetikatests

Selten gibt es langfristige Testversuche für Kosmetika, bevor sie auf den Markt kommen. Auf den Ladentischen der Drogerien und in den Regalen der Supermärkte stehen demzufolge nicht wenige potentiell gefährliche Toilettenartikel, die für billiges Geld zu haben sind. Selbst bei langjährig eingeführten Artikeln kann der Kunde oder die Kundin nicht sicher sein, daß sie ungefährlich sind. Ein neuer Chemiker in der Forschungsabteilung einer Fabrik oder ein neuer Verkaufsleiter mußte nur die Idee gehabt haben, ein Produkt auf den »neuesten Stand« zu bringen, und schon kann es genauso riskant sein wie ein brandneuer Artikel, den man noch nie ausprobiert hat.

Am besten greift man zu einer Seife ohne Parfüm, Farbbeimengungen oder andere chemische Zusätze. Auch keine Antiseptika dürfen drin sein. Jede Drogerie hat ein paar dieser Seifen vorrätig. Und wenn Sie sie eingekauft haben, denken Sie daran, daß Seife ganz unnötig, ja sogar schädlich ist, wenn man sie im Scheiden-

und Harnröhrenbereich benutzt. Die Anwendung sollte auf den After beschränkt bleiben und der Seifenschaum gleich wieder abgespült werden.

Die Versuchung zu desinfizieren

Eine andere verhängnisvolle Versuchung für Frauen, die an Harnwegsinfekten oder Scheidenentzündung leiden, besteht darin, daß sie versuchen, die kranken Organe zu desinfizieren. Je ärger die Beschwerden, desto größer die Wahrscheinlichkeit, daß Frauen der Sache mit einem in unverdünntes Antiseptikum getauchten Wattebausch beikommen wollen. Sofort danach wird es unglaublich stechen und brennen; aber einige Märtyrerinnen werden diese Schmerzen aushalten, weil sie denken, es muß doch für etwas gut sein, wenn es so schrecklich weh tut! Innerhalb kürzester Zeit sind die Geschlechtsorgane dick angeschwollen und entzündet; in manchen Fällen hat der Urin sogar Schwierigkeiten, aus der geschwollenen Harnröhre abzufließen. Selbst verdünnte Antiseptika, über eine kurze Zeitspanne hinweg angewandt, können Rötungen und kleine Furunkel zur Folge haben. Eine Frau, deren Zustand dem Arzt übrigens ein komplettes Rätsel war, tupfte sich die Scheide immer mit einem Antiseptikum ab, wusch ihre Unterhosen in einer antiseptischen Lösung und wischte den Toilettensitz mit einem Antiseptikum ab, bevor sie sich daraufsetzte. Sie weinte bittere Tränen, bis man ihren verhängnisvollen Irrtum aufklärte und ihre Schmerzen beseitigte.

Benutzen Sie nie ein Antiseptikum an Ihrem Unterleib – niemals!

Talkumpuder

Sie sehen also, wie wichtig es ist, mit Seifen und Antiseptika vorsichtig zu sein. Nun ja, werden Sie denken, Talkumpuder ist bestimmt ungefährlich. Keineswegs! Er ist genauso schädlich, weil der Puder jeden Winkel und jedes Hautfältchen im Scheidenbereich verklebt. Recht schnell kann es eine Rötung und Entzündung geben. Und weil Talkumpuder so ein alltägliches Haushaltsprodukt ist, wird niemand auf die Idee kommen, es könne eine Zystitisattacke hervorrufen. Überlegen Sie selbst, ob die gegenwärtige Attacke darauf zurückzuführen sein könnte, daß Sie einen neuen Talkumpuder oder irgendeinen neuen Toilettenartikel verwenden.

Salben und Cremes

Und zu den Salben und Cremes gibt es auch einiges zu sagen! Eine Patientin schrieb: »*Wenn es juckt, reibe ich mich gleich mit einer Salbe gegen Juckreiz ein. Für ein paar Minuten ist es besser, aber dann wird es viel schlimmer!*«

Natürlich wird es das. Der Scheidenbereich ist zehnmal so empfindlich wie jede andere Körperstelle, und er reagiert gereizt auf körperfremde Substanzen. Vom Arzt verschriebene Cremes, Salben und Lotionen können genauso schädlich sein wie die simplen Haushaltsmittelchen. Wenn die Reizung bei Anwendung einer bestimmten Salbe nur stärker wird, setzen Sie das Präparat sofort ab, und gießen Sie lauwarmes Wasser über die Hautstelle, um die Substanz gleich zu entfernen.

Zäpfchen

Manchmal ist es wegen einer Erkrankung im Afterbereich, z.B. bei Hämorrhoiden, notwendig, Zäpfchen und Salben dort zu verwenden. Benutzen Sie sie sparsam, und versuchen Sie, die Salbe mit einem Mulltupfer nur um den After herum aufzutragen. Wischen Sie die Harnröhren- und Scheidenöffnung öfter mit einfachem warmem Wasser von vorne nach hinten ab, um sie vor Verunreinigung zu schützen.

Lassen Sie sich nicht dazu hinreißen, die als neueste Erfindung angepriesene Salbe gegen Juckreiz auszuprobieren. Letzten Endes kommen Sie nämlich doch nicht darum herum, die Ursache für den Juckreiz herauszufinden. Erst wenn Sie diese Ursache kennen und sie richtig behandeln lassen, wird die Reizung verschwinden.

! Wenn man sich in einer Drogerie umsieht, könnte man wirklich meinen, die städtische Wasserversorgung sei zum Erliegen gekommen und man hätte andere Körperpflegemittel erfinden müssen, um das Wasser zu ersetzen. So wurden die Hygieneartikel für die Frau um eine weitere, heimtückische Neuerung bereichert: antiseptische Reinigungstücher. Ihr Po braucht aber keine teuren, antiseptischen Reinigungstücher – billiges, gewöhnliches Wasser wäre ihm lieber!

Ob Toilettenpapier ebenfalls Zystitis hervorrufen kann, ist bislang nicht eindeutig festgestellt worden, obwohl manche Frauen den Eindruck haben, daß die Farbzusätze ein Risikofaktor sind. Zur Sicherheit empfiehlt es sich also, weißes, weiches Papier zu verwenden und sich sanft abzutupfen statt zu rubbeln.

Also: Benutzen Sie nie chemische Hygieneartikel! Und vergessen Sie über alledem nicht die weiter vorn beschriebenen Waschregeln.

Wäsche waschen

Auch das richtige Waschen der Unterwäsche ist wichtig. Wie schon erwähnt, können starke Waschpulversorten Hautreizungen verursachen. Unsere Haut scheint allmählich immer sensibler auf die im Waschpulver enthaltenen »Saubermacher« zu reagieren. Man kann die Hautveränderungen, die durch den Kontakt mit der Waschlauge entstehen, an seinen Händen beobachten. Hatte man sie länger in der Lauge, werden sie hinterher rauh und spröde. Die gleiche Wirkung haben die Waschzusätze auf die Haut im Scheidenbereich.

Deshalb sollten Blasenpatientinnen, die auch zu Scheidenentzündungen neigen, ihre Baumwollunterhosen *ohne* Waschpulver waschen. Ab und zu ein kleiner Schuß schonendes Waschmittel genügt, um die Unterhosen etwas aufzufrischen. Sie brauchen mindestens zwei Dutzend Baumwollunterhosen und sollten täglich eine frische anziehen. Die Unterhose vom Tag zuvor mag zwar sauber aussehen, aber auf dem Zwickel sind immer Bakterien, die mit bloßem Auge nicht erkennbar sind. Werfen Sie Ihre Unterhosen nicht in den Waschautomaten im Münzwaschsalon. Vom Waschpulver der anderen Leute bleiben immer Reste in der Waschmaschine zurück und können Ihre Unterwäsche durchsetzen.

Viele Frauen leiden unter dem Gefühl, ständig aufs Klo zu »müssen«. Alle ärztlichen Untersuchungen bleiben ohne Ergebnis. In solchen Fällen stellt sich bei näherem Nachfragen oft heraus, daß die Unterwäsche jede Woche mit in den Waschsalon gegeben wurde. Das hat eine Verunreinigung der Wäsche mit chemischen Waschzusätzen zur Folge – entweder gleich beim erstenmal, wenn Sie sie zum Waschen geben, oder im Lauf der Zeit. Ebenso wie andere Körperpartien reagiert auch die Haut um Scheiden- und Harnröhrenöffnung immer empfindlicher auf die Chemikalien, bis sich schließlich eine richtige Hautreizung daraus entwickelt. Vielen Frauen mit unerklärlichem »Harndrang« wäre sicherlich geholfen, wenn sie ihre Unterhosen einfach in klarem Wasser kochen würden.

Tampons und Binden

Tampons oder Binden, das ist die Frage. Wenn Tampons Beschwerden verursachen, dann ist es relativ einfach, sie als Störenfriede ausfindig zu machen, weil sie jeweils nur kurz und eine bestimmte Zeitspanne angewandt werden. Manche Frauen benötigen ein Gleitmittel, um Tampons in die Scheide einführen zu können. Aber es sind noch weitere Problempunkte bei den Tampons zu beachten:

- Tampons trocknen die Scheidenschleimhäute aus.
- Damit die Baumwollfasern der Tampons in Form gepreßt werden können, müssen sie chemisch präpariert werden.
- An dem heraushängenden Fädchen können sich Bakterien ansammeln.
- Gegen Ende der Periode vergißt man leicht, den Tampon herauszuziehen.

Vor einiger Zeit ging die Geschichte von den »Killer-Tampons« durch die Presse: Nach Gebrauch einer extra saugfähigen und mit Chemikalien behandelten Tamponsorte erlitten einige Frauen einen toxischen Schock und starben.

Es gibt auch die schreckliche Geschichte von der Maniküre eines bekannten Frisiersalons, die plötzlich aus heiterem Himmel eine Zystitis bekam. Sie mußte Antibiotika nehmen und drei Wochen lang das Bett hüten. Nach längerem Nachdenken über die möglichen Ursachen kam sie darauf, daß es mit ihrem ersten Versuch zusammenhing, einen Tampon einzusetzen. Sie fand, daß der Tampon so trocken und mühsam einzuführen war. In der Annahme, irgend etwas Gleitmittelartiges drauftun zu müssen, nahm sie Nagellackentfernungscreme! Sie hätte beinahe ihre Scheide mit entfernt!

Slip-Einlagen

Monatsbinden (die inzwischen als selbsthaftende Einlage in die Unterhose geklebt werden) und Slip-Einlagen sind die einzige Alternative für Tampons. Nehmen Sie alteingeführte Markenfabrikate, dann dürfte es keine Probleme geben. Sie können natürlich auch auf Urgroßmutters Methode zurückgreifen und sich die Binden selbst fabrizieren und sie immer wieder auskochen!

! In diesem kurzen Kapitel über chemische Verunreinigungen konnten nicht alle gesundheitsgefährdenden Dinge aufgeführt werden, die Frauen gutgläubig an sich ausprobieren. Aber es hat Ihnen hoffentlich deutlich gemacht, daß es höchst überflüssig und höchst gefährlich ist, chemische Produkte mit Ihrem Unterleib in Berührung kommen zu lassen. Waschen Sie sich nicht anders als in diesem Buch beschrieben. Und versuchen Sie nicht, Ihre Beschwerden mit Chemieartikeln zu kurieren!

11 Schwangerschaft ohne Angst

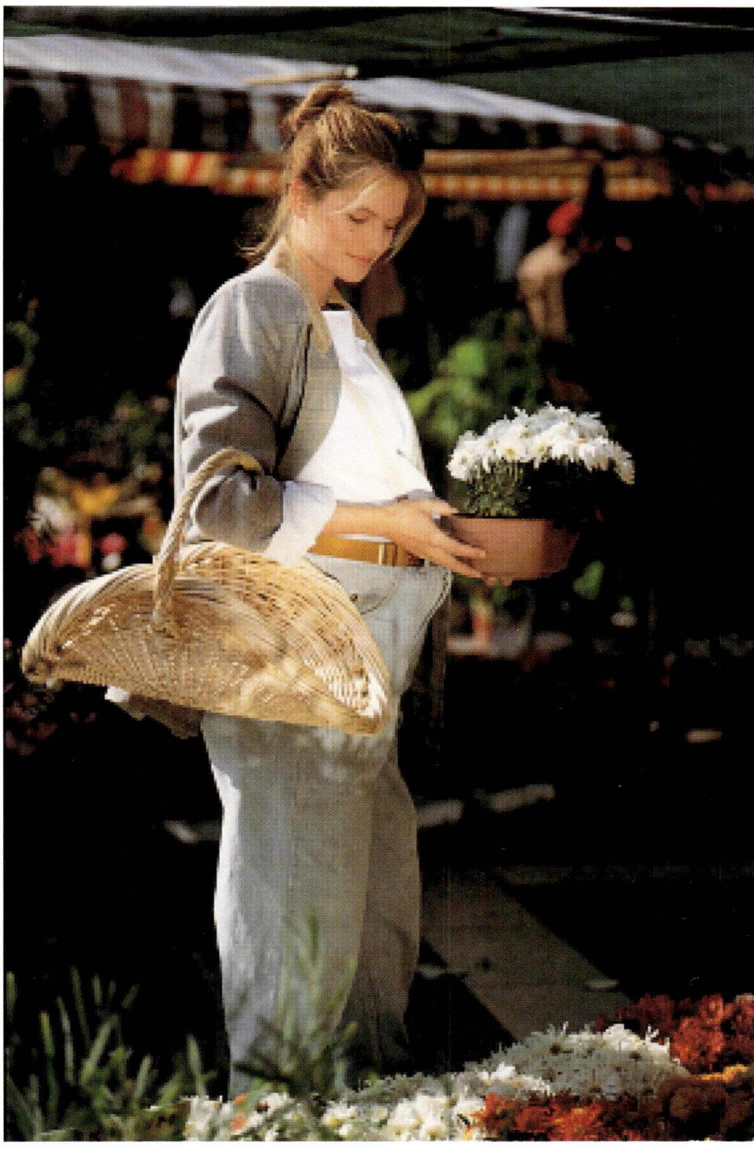

Gesundheitliche Opfer

Die neunmonatige Schwangerschaft zeigt unbestreitbar das Ende der körperlichen und geistigen Freiheit für die Frau an. Das erste Opfer, das sie bringt, ist ihre Gesundheit. Manchmal leidet die Gesundheit nur zeitweilig, sehr oft aber auch lebenslang, denn nur wenige Frauen überstehen Schwangerschaft und Geburt ohne jegliche gesundheitliche Beeinträchtigung. Der Geburtsvorgang kann, wenn man Glück hat, ein durchaus positives Erlebnis sein. Aber, wie so vieles, verschwimmt auch das im Laufe der Zeit in der Erinnerung – schließlich vergißt man sogar das Geburtsdatum der Kinder! Aber die gesundheitlichen Schäden bleiben.

Wenn sich die Frau ihren Körper ansieht und bedenkt, wie sehr sie durch ihren Nachwuchs in ihren täglichen Aktivitäten eingeschränkt ist, dann weiß sie, welches große Opfer sie gebracht hat. Leider ist das alles kaum zu vermeiden, sofern man am Fortbestand der menschlichen Spezies interessiert ist – von Retortenbabys einmal abgesehen.

! Tatsächlich hat jede Frau ein großes Problem – ihre Gebärmutter. Solange eine Frau eine funktionsfähige Gebärmutter hat, kann sie sich nicht so unabhängig und frei von gesellschaftlichen und moralischen Zwängen bewegen wie ein Mann. Und sie kann sich nicht jeden Tag gleichermaßen wohl fühlen.

Die Männer können es nicht nachempfinden, wie müde man sich innerlich fühlen kann. Männer kennen solche Müdigkeit nur nach einem 18stündigen Arbeitstag oder wenn sie schwerkrank sind. Sie kennen nicht das psychische und physische Bedürfnis, ein Kind in sich wachsen zu fühlen. In zunehmendem Maße kommt aber auch aufgeklärten und emanzipierten Frauen die Mutterschaft wie Sklaverei vor. Und in gewissem Sinne ist sie das auch – wenn es nicht so etwas wie Mutterliebe gäbe. Die Mutterliebe versöhnt einen; sie ist der Aspekt, der die Sklaverei erträglich und für viele sogar zu einer äußerst angenehmen Sache macht.

Mutterschaft als Sklaverei?

Die historischen Gründe für große Familien – unbezahlte Arbeit der Kinder, Versorgung der Eltern im Alter, hohe Kindersterblichkeit (so daß es einer großen Kinderschar bedurfte, damit einige überlebten) – sind heute, abgesehen von Ländern der Dritten Welt, weitgehend in den Hintergrund getreten. Heutzutage haben die gestiegenen Ansprüche an den Lebensstandard, die allgemeine Altersvorsorge durch Renten, die vielfältigeren Verhütungsmöglichkeiten und die gewandelten Selbstverwirklichungswünsche der Frauen die Kinderzahl überall merklich sinken lassen.

Die Tatsache, daß Ehefrauen und Mütter nun weniger oft im Kindbett liegen und krank sind, macht sie verfügbarer für sexuelle Vergnügungen und beschränkt sie nicht nur auf die Mutterschaft. Aber schon eine Schwangerschaft und ein Baby kann die Gesundheit der Mutter schwer belasten. In früheren Jahrhunderten wußte man das auch. Als man das Ehegelübde formulierte mit der Wendung »einander treu zu bleiben, bis daß der Tod uns scheidet«, mußte die junge Frau vielleicht schon nach neun Monaten oder nochmals neun Monaten dem Tod entgegensehen. Wenige Ehefrauen lebten lang genug, um ihrem Ehemann im Alter zur Last zu fallen, der im übrigen seine sexuellen Bedürfnisse lieber bei anderen Frauen befriedigte. Und weil das Kinderkriegen für die Mutter so gefährlich war, bevorzugte man, Ehen zu arrangieren mit Bräuten von robuster Gesundheit, kräftigem Körperbau und breitem Becken.

Risiko Entbindung

Eine Entbindung ist zwar auch heute noch mit Risiken verbunden, aber die Ärzte haben doch die technischen Probleme weitgehend in den Griff bekommen: Die Müttersterblichkeit ist stark gesunken. Anders steht es mit den seelischen Ängsten der Gebärenden. Normalerweise wird die Entbindung in der Klinik als angsteinflößendes Erlebnis empfunden, besonders, wenn es das erste Kind ist. Der diensthabende Arzt wechselt bei jeder Schicht, und die Krankenschwestern kommen und gehen. Was die werdende Mutter im Krankenhaus erwartet, sind unpersönliche Anweisungen und eine kalte Apparatewelt. Die Schwangere fühlt sich verunsichert, weiß nicht, wie sie sich verhalten soll, und bekommt vor so viel Unbekanntem Angst. Früher, bei den Hausgeburten, gab es immer irgendwelche Verwandte, mit denen man plaudern konnte, die einem die Hand hielten und einem mehr oder weniger gute Ratschläge gaben. Man wurde abgelenkt und zuversichtlich.

! Heute ist die Entbindung für viele Erstgebärende eine einsame, unschöne Erfahrung – trotz der vielen Sachbücher, die es zu diesem Thema gibt. Die jungen Mädchen haben heutzutage keine ältere Vertraute mehr; Mutter, Tanten und Großmutter wohnen zu weit weg und sind auch sonst erschreckend weit vom Fühlen und Denken der Heranwachsenden entfernt.

Erst seit relativ wenigen Jahren ist es jungen Frauen möglich, offen mit dem Mann ihrer Wahl zusammenzuleben. Früher war die Ehe die einzige gesellschaftlich sanktionierte Form, ein geregeltes Sexualleben zu führen. Wer aus der Reihe tanzte, wurde bitter dafür bestraft. Heute leben die Frauen nicht nur in »wilder Ehe«, sondern legen auch noch ein anderes revolutionäres Verhalten an den Tag: Sie überlegen nicht mehr, wie viele Kinder sie haben wollen und wann, sondern ob sie überhaupt welche wollen! In vielen Ländern ist die Geburtenrate bereits unter die Sterberate gefallen. Soll man Frauen, die nicht den Wunsch nach eige-

Geburtenrate

nen Kindern haben, Egoismus vorwerfen? Oder sind diejenigen, die das tun, nur insgeheim neidisch?

Wie viele junge Frauen hören die älteren sagen: »War es eigentlich der Mühe wert?« Hat sich die Mühe gelohnt, Kinder auf die Welt zu bringen und sie großzuziehen, wenn sie dann doch das Haus, die Heimat oder gar das Land verlassen? Wenn alte Leute, die Kinder haben, doch einsam und verlassen sind und ins Altersheim abgeschoben werden, welchen Sinn hatte es dann für sie, Kinder zu haben? Wo ist der Unterschied?

»Kinder halten jung«

Es gibt ein Sprichwort, Kinder würden einen jung halten, aber das gilt nur für den Geist. Fragen Sie irgendeine Frau, nachdem sie geboren hat, ob sie sich noch so vital fühlt wie früher, und sie wird bestimmt mit nein antworten. Ein paar Jahre danach hat sie das natürlich vergessen, und sie denkt, sie sei noch so aktiv wie früher.

Während der Schwangerschaft werden die Frauen äußerst sensibel für ihre eigenen körperlichen Bedürfnisse. Die Frau spürt das Einmalige und Ursprüngliche ihrer Existenz, und sie fügt sich den Notwendigkeiten, da Instinkt und Wahl sie nun einmal dazu gebracht haben. Zum ersten Mal muß sie sich übergeben, ohne daß eine Magenverstimmung daran schuld ist. Es ist ein unkontrolliertes Übergeben, das sie in den ersten Schwangerschaftsmonaten und manchmal auch noch später haben kann. Und sie lernt, welche Speisen und welche Getränke das unangenehme Erbrechen fördern. Bald wird sie feststellen, daß sie viel öfter urinieren muß als sonst und daß sie schon um 21.00 Uhr müde wird, wo sie doch sonst noch um 23.00 Uhr munter war. Der Geschlechtsakt wird sanfter vollzogen im instinktiven Bemühen, den Fetus zu schützen.

Sistieren der Zystitisanfälle

Vielleicht ist es diese Tatsache, zusammen mit dem vermehrt produzierten Urin, die dazu beiträgt, daß bei so vielen Frauen in der Schwangerschaft die Zystitisattacken aufhören. Vielleicht sind es auch die zusätzlichen Hormone, die durch alle Körperteile, einschließlich Blase und Harnröhre, zirkulieren, die für ein Aufhören der Zystitisattacken sorgen. Vielleicht wird auch der Körper während der Schwangerschaft resistenter gegen Infektionen. Hierüber gibt es eine Reihe von wissenschaftlichen Spekulationen. Tatsache ist jedenfalls, daß es Zystitispatientinnen gibt, die während der Schwangerschaft völlig beschwerdefrei sind.

> Die Ärzte sorgen sich vor allem um jene Frauen, deren Zystitisattacken während der Schwangerschaft *beginnen*. Dann drehen sich die Überlegungen meist darum, welches Antibiotikum der werdenden Mutter verschrieben werden kann, ohne daß das Baby Schaden nimmt.

Es gibt eine Theorie, wonach Harnwegsinfektionen in den späteren Schwangerschaftsmonaten (meistens beginnen sie ab dem fünften Monat) dadurch verursacht werden, daß die Hormonentwicklung in den Nieren die Urinproduktion verlangsamt und das im Mutterleib wachsende Baby den Urinabfluß behindert. Mit anderen Worten: Nicht jeder frisch produzierte Urin wird in der normalen Zeit ausgeschieden, und durch den langsameren Abfluß durch die Harnleiter kann sich der Urin leichter infizieren. Gestauter, abgestandener Urin enthält Keime, die sich jetzt gut entwickeln können. Es wird angenommen, daß diese Abflußbehinderung der Grund für Zystitis in den späteren Schwangerschaftsmonaten ist.

Es gibt eine Methode, um sicherzustellen, daß bei jedem Besuch auf der Toilette so viel Urin wie möglich ausgeschieden wird. Sie empfiehlt sich in erster Linie für Schwangere, Behinderte und ältere Leute. Die Methode besteht darin, die Blase doppelt zu leeren. Für Behinderte und ältere Leute ist es deshalb sinnvoll, wenn sie jedesmal so viel Urin wie möglich aus der Blase pressen, damit sie den beschwerlichen Gang nicht in einer halben Stunde schon wieder antreten müssen.

Doppelte Blasenentleerung

Beim doppelten Entleeren hält man gegen Ende der Urinentleerung kurz inne, zieht dann ganz bewußt alle Muskeln im Dammbereich zusammen, beugt sich vor und läßt die Muskeln wieder locker. Dabei drückt man noch etwas nach und läßt den Urin ausströmen. Wenn relativ viel kommt, sollte der Vorgang wiederholt werden.

In der Schwangerschaft, besonders in den letzten Monaten, sollte dieser Vorgang wiederholt werden, bis gar kein Urin mehr herauskommt.

Die Prozedur ist also folgendermaßen:

- Muskeln zusammenziehen,
- vornüber beugen,
- herauspressen.

Natürlich gelten in der Schwangerschaft die gleichen Waschregeln wie sonst auch. Wenn die Schwangere in den späteren Monaten zur Zystitis neigt, dann sollte der Damm nach jedem Wasserlassen gereinigt werden.

Dieser Extrawaschvorgang ist auch gut für den After. Die meisten Frauen haben in den letzten Schwangerschaftsmonaten Verstopfung, und sie benötigen ein mildes Abführmittel. Durch die verstärkte Durchblutung im Becken und den Druck des wachsenden Fetus kommt es auch oft zu Hämorrhoiden, die durch den täglichen Stuhlgang noch weiter aufgerissen werden. Die Schwangere sollte daher auf einen weichen Stuhl achten. Wenn sie nicht jeden Tag »kann«, werden die Hä-

Obstipation

morrhoiden schlimmer, denn Stuhl und Fetus lasten als Gewicht über dem Darmausgang, so daß sich das Blut in den feinen Blutgefäßen staut. Kaltwasserkompressen auf die Afteröffnung lassen die Schwellung zurückgehen. Antihämorrhoidensalben und -zäpfchen erfüllen diesen Zweck ebenfalls.

Kaltwasserkompressen

! Hämorrhoiden, besonders äußere, sind Überträger von Kolibakterien. Patientinnen mit Hämorrhoiden müssen sich deshalb besonders sorgfältig und häufig waschen, um die Gefahr der Harnwegsinfektion zu vermindern.

! Beim Verkehr während der Schwangerschaft sollte die Penetration nicht allzu tief sein. Heftige Stöße gegen die Gebärmutter können nicht nur diese verletzen, sondern auch das Baby stören.

Der Ehemann sollte also die Bewegungen langsam, nicht so mechanisch ausführen und lieber seine Phantasie etwas anstrengen, um zur Befriedigung zu gelangen.

Frauen, die regelmäßig Zystitis haben, können nichtsdestoweniger schwanger werden, mit Ausnahme der Fälle, in denen eine hormonelle Störung die Ursache für die Zystitis ist. Eierstöcke und Gebärmutter funktionieren unabhängig davon, ob Nieren und Harnwege Probleme bereiten oder nicht. Eines sollten Sie als Zystitispatientin jedoch bedenken, bevor Sie eine Schwangerschaft ins Auge fassen: Ein Baby stellt nimmerendende Anforderungen an Sie. Glauben Sie, Sie werden damit fertig, auch wenn Sie mit Zystitisanfällen zu kämpfen haben?

Den Anforderungen gewachsen?

Die Wahrscheinlichkeit, daß Sie nach der Geburt des Kindes an Blasenentzündungen leiden, ist genau so groß wie zuvor – es sei denn, Sie oder Ihr Arzt hätten inzwischen den Grund dafür gefunden. Glauben Sie also bitte nicht an den Spruch: »Nach dem ersten Kind wird alles besser.«

Im ersten und zweiten Stadium der Wehen verliert die Mutter eine Menge Flüssigkeit. Nicht nur das Fruchtwasser fließt ab, sondern auch die Blase scheint beim Entleeren wettmachen zu wollen, was in den vergangenen drei Monaten nicht so richtig geklappt hat.

Ob Bettpfanne oder Topf, jedesmal, wenn die Patientin danach verlangt oder wenn die Schwester sie draufsetzt, wird das Gefäß gefüllt sein. Es ist nicht erlaubt und nicht nötig, die Flüssigkeit zu ersetzen, denn der Körper zehrt jetzt von seinem Wasservorrat, ähnlich wie ein Kamel in der Wüste! Nur kleine Eiswürfel oder ein wassergetränkter Schwamm, an dem man saugen kann, oder kleine Schlückchen Wasser sind jetzt erlaubt.

! Gegen Ende des zweiten Wehenstadiums, vielleicht nur wenige Minuten, bevor das Köpfchen erscheint, wird die Hebamme oder der Arzt entscheiden, ob kathetert werden soll. Das kleine Plastikröhrchen wird dann in die Harnröhre eingeführt, damit aller Urin, der noch in der Blase gespeichert ist, abläuft. Wenn auch dieser Urin aus dem Körper gelaufen ist, hat das Baby mehr Bewegungsspielraum und rutscht leichter durch den Geburtskanal.

Dammschnitt

In jüngster Zeit wird bei Entbindungen immer häufiger der Dammschnitt angewandt – nach meiner Meinung etwas zu häufig! Der Dammschnitt soll verhindern, daß die Schwangere in den Preßwehen allzu lange pressen muß. Denn das könnte zur Folge haben, daß buchstäblich alles im Leib der Schwangeren gedehnt und überdehnt wird, so daß die Organe später nicht mehr in ihre ursprüngliche Lage zurückkehren. Als Folge davon trat bei Frauen, die viele Kinder geboren hatten, recht häufig ein Gebärmuttervorfall auf. Und je mehr Kinder sie auf die Welt brachten, desto mehr ging es mit ihrer Gesundheit bergab. Da Frauen der ärmeren Schichten sich nach der Entbindung nicht richtig erholen konnten, weil sie oft gleich danach aufstehen und herumlaufen mußten, sackte bei ihnen die Gebärmutter manchmal buchstäblich zur Vagina heraus.

Gebärmuttervorfall

Die ärztliche Versorgung nach der Entbindung ist inzwischen effizienter geworden, zumal die Einführung der Narkose das Nähen der Wunden wesentlich erleichtert hat. Trotzdem wird die Nachsorge bei der Wöchnerin oft vernachlässigt, und bei vielen Frauen muß später nachgenäht werden.

Der Dammschnitt wird gewöhnlich vom Arzt vorgenommen, während die Patientin in einer Preßwehe ist. Wenn Sie gerade preßt und der Damm ungeheuer gespannt ist, wird ein Schnitt von der Scheidenöffnung in Richtung After gemacht, damit das Babyköpfchen leichter herauskommt. Ohne diesen Schnitt reißt der Damm leicht ein, und es ist komplizierter, unregelmäßige Hautlappen zusammenzunähen als einen geraden Schnitt.

So hilfreich ein Dammschnitt bei der Geburt sein mag – in späteren Jahren kann er oft Schwierigkeiten bereiten. Jedesmal, wenn die Frau Verkehr hat, wird die Nahtstelle beansprucht und ebenso, wenn sie harten Stuhlgang hat. Das kann dazu führen, daß sich diese Hautstelle entzündet und einreißt. In diesem Fall muß nachgenäht werden, was aber nicht einfach ist, da dieser Bereich besonders empfindlich ist und das Nähen viel Geschicklichkeit und Geduld erfordert. Uns Frauen wären Ärzte zu wünschen, die besser beurteilen können, wann ein Dammschnitt angebracht ist und wann nicht. Wir brauchen keine Männer, die den natürlichen Geburtsablauf nicht abwarten wollen, nur um schneller wieder ihren sonstigen Tätigkeiten nachgehen zu können!

Natürlichen Geburtsverlauf abwarten!

Die gedankenlose Anwendung starker Antiseptika nach der Entbindung ist ein weiterer Usus, der zu künftigen Harnwegsproblemen führen kann. In dem Augenblick, in dem es geschieht, kann sich die Wöchnerin nicht dagegen wehren. Seitdem man weiß, daß Antiseptika das Infektionsrisiko verringern, meint man, man müsse sie unbedingt auch in reichlicher Menge bei Entbindungen einsetzen. Natürlich müssen nach der Entbindung Scheiden- und Dammbereich gewaschen werden. Aber warmes Wasser mit einem winzigen Tropfen des Antiseptikums genügt!

Hexachlorophen

Trotz zwingender Vorschriften der Gesundheitsbehörden werden leider immer noch Hexachlorophenlösungen zur Desinfektion in Kreißsälen verwendet. Hexachlorophen ist in Verruf geraten, und sein Gebrauch in Babypuder und Kosmetika wurde entweder völlig untersagt oder stark eingeschränkt. Es ist eine fahrlässige Gedankenlosigkeit, den wunden, geschwollenen und äußerst schmerzempfindlichen Unterkörper der Wöchnerin mit so etwas in Berührung zu bringen! Alles, was die werdende Mutter dagegen tun kann, ist, die Hebamme oder Krankenschwester zu bitten, nur ganz wenig sehr mildes Antiseptikum zu verwenden und es reichlich zu verdünnen.

Wenn die Mutter nach der Entbindung wieder im Krankenzimmer liegt, erholen sich ihre Wunden am besten, wenn sie Luft daran kommen läßt. Leider muß für einige Tage nach der Geburt eine Vorlage getragen werden, bis die Schwellungen allmählich abgeklungen sind. Geeignet sind große, aber dünne Vorlagen. Wenn man sie weit genug nach hinten schiebt, damit alles, was nach hinten fließt, aufgesaugt wird, kann man vorne etwas mehr Luft lassen. Auch die Baumwollunterhose sollte locker sitzen, damit nach Möglichkeit frische Luft an den Unterleib kommt. Ein wadenlanges Baumwollnachthemd wäre ebenfalls gut. Dann können Sie die Bettdecke zurückschlagen und trotzdem eine präsentable Vorderseite vorzeigen. Und die Luft kann Ihre Beine umwehen und Ihren Unterleib heilen.

Unterleib entlasten

Je öfter Sie die Beine hochlegen, desto besser werden Sie sich erholen. Deshalb sollten Sie sich auch in den nächsten Monaten zwischendurch immer mal ein Stündchen gönnen, in dem Sie die Füße hochlegen und Ihren Unterleib entlasten.

Sechs bis acht Wochen nach der Entbindung können Sie den Geschlechtsverkehr wieder aufnehmen. Verwenden Sie reichlich Gleitmittel, und zögern Sie nicht, den Penis Ihres Partners sachte zu führen. Der Geschlechtsverkehr nach der Geburt eines Kindes ist, um das Mindeste zu sagen, oft unangenehm. Immer gibt es schmerzhafte Stellen und Narben , die beim Kontakt mit dem Penis erneut weh tun. Gute Lubrikation, sanfte Beharrlichkeit und Waschungen mit lauwarmem Wasser hinterher sowie genügend Zeitraum zwischen den einzelnen Akten sind jetzt wichtig. Wenn die Entbindung besonders schwierig war, tut Ihnen unter Umständen noch nach einem Jahr der Unterleib weh!

Irgendwann wird es jedoch sicherlich besser werden, und Sie merken, wie die Schmerzen von Monat zu Monat nachlassen. Haben Sie jedesmal beim Verkehr ganz unerträgliche Schmerzen in der Scheide oder an der Gebärmutter, sollten Sie sich natürlich gynäkologisch untersuchen lassen.

Zum Glück ist die Vagina trotz ihrer Empfindlichkeit ziemlich elastisch und widerstandsfähig. Sie kann eine ganze Menge aushalten und immer noch in Ordnung sein.

Krankengymnastische Übungen

Damit sich die Vagina nach der Entbindung wieder strafft und Ihr Bauch wieder in Form kommt, wäre es schön, wenn Sie Unterstützung durch eine Krankengymnastin hätten. Die Krankengymnastin sollte jeden Tag zu Ihnen kommen und Übungen mit Ihnen machen. Sie brauchen keine Angst zu haben, daß das Ganze zu anstrengend wird, weil Sie dabei im Bett liegenbleiben können, und bestimmt geht die Krankengymnastin schonend mit Ihnen um. Jede hat ihre eigenen Übungen, dennoch seien hier fünf als Beispiel genannt.

Legen Sie sich flach auf den Rücken auf die Bettdecke, und schieben Sie sich nur ein kleines Kissen unter den Kopf. Liegen Sie ruhig da, und konzentrieren Sie sich auf Ihren Körper. Denken Sie an jedes einzelne Körperteil, und konzentrieren Sie sich darauf: Zehen, Füße, Fersen, Knöchel, Waden, Knie, Oberschenkel, Damm, Bauch, Taille, Rippen, Brust, Finger, Handgelenke, Ellbogen, Arme, Schultern, Nacken, Kiefer, Wangen, Augen, Kopf. Jetzt denken Sie wieder an den Unterleib, und beginnen Sie:

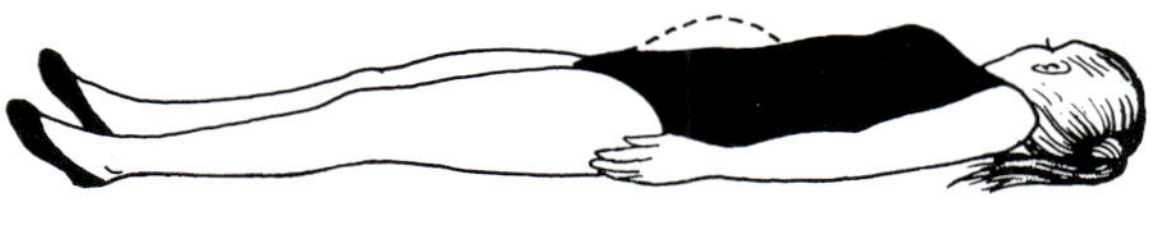

Abb. 7

1. Tief einatmen, so daß Ihr Unterbauch unterhalb der Taille nach oben gezogen wird, während Sie langsam eins und zwei und drei zählen. Dann ausatmen und den Bauch so tief und flach herunterzie-

hen wie nur möglich und unten halten, während Sie wieder langsam eins und zwei und drei zählen.

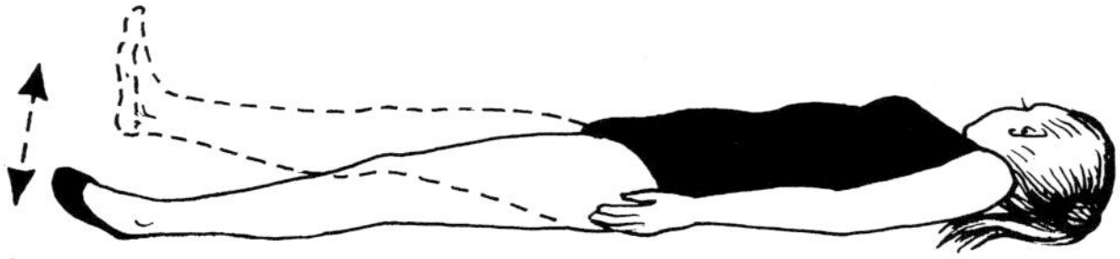

Abb. 8

2. Sie liegen immer noch flach und konzentrieren sich jetzt auf die Füße. Jeweils einen Fuß steif machen, so daß die Zehen senkrecht nach oben zeigen. Den Fuß langsam ungefähr 15 cm in die Höhe heben, während Sie bis sechs zählen. Den Fuß nicht höher hinauf heben, weil sonst die Muskelanspannung am Gesäß verlorengeht. Nun die gleiche Übung mit dem anderen Bein machen. Die gesamte Übung zweimal wiederholen.

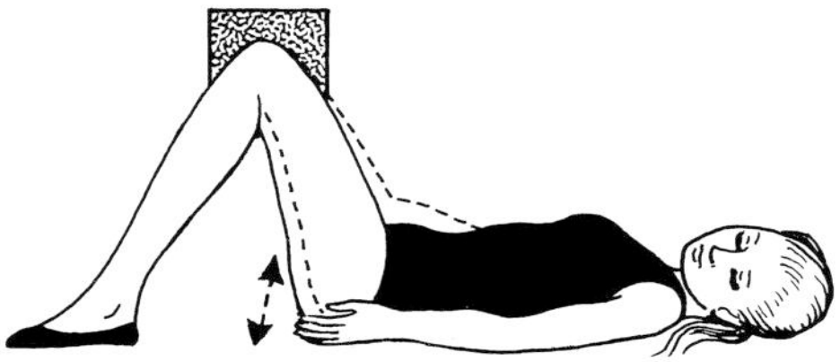

Abb. 9

3. Sie liegen immer noch flach, ziehen nun die Knie an und haben ein dünnes Buch zwischen die Knie geklemmt. Die Taille hinunter aufs Bett drücken, das Gesäß anheben und langsam bis drei zählen. Diese Position beibehalten und noch mal zählen und wieder den Bauch so fest wie möglich einziehen. Dann das Gesäß senken und entspannen. Die ganze Übung dreimal wiederholen.

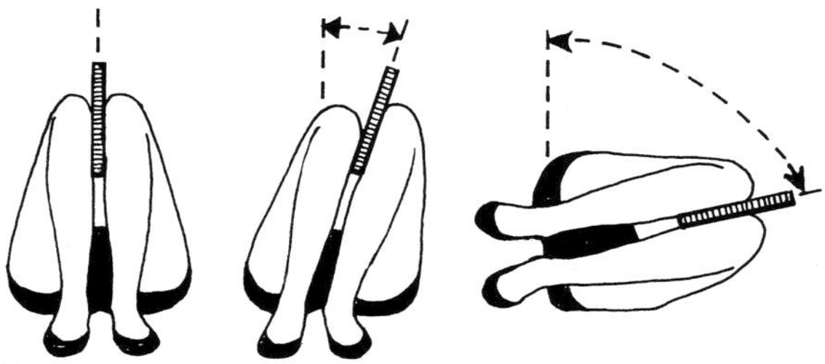

Abb. 10

4. Sie liegen immer noch flach, haben das Buch zwischen die Knie geklemmt und schwenken die Knie. Denken Sie an ein Uhrzifferblatt.

Zuerst haben Sie die Knie in senkrechter Position auf 12.00 Uhr. Beim ersten Mal schwenken Sie die Knie auf fünf Minuten nach und dann zurück auf zwölf. Beim zweiten Mal drehen Sie die Knie auf zehn Minuten nach und gehen wieder auf zwölf zurück. Bei Viertel nach zwölf sollten Ihre Knie das Bett berühren. Machen Sie die Übung nach rechts und nach links. Sie werden bald merken, wie stark oder schwach Ihre Bauchmuskeln sind.

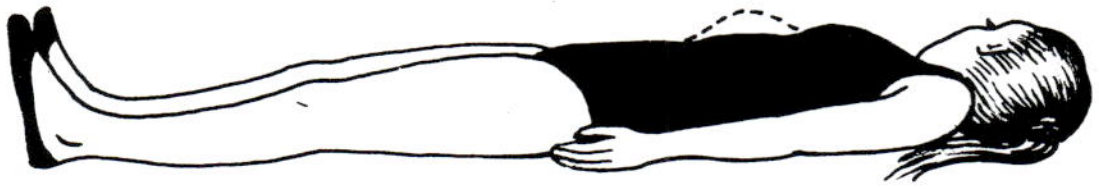

Abb. 11

5. Letzte Übung: Legen Sie sich mit ausgestreckten Beinen und nach oben gerichteten Füßen flach hin. Spannen Sie alles von der Hüfte abwärts an – Füße, Beine, Bauch, Damm, Gesäß und Taille. Zählen Sie bis acht, und bleiben Sie so lange angespannt. Zählen Sie jeden Tag etwas weiter, bis Sie diese Position so lange halten können, wie Sie wollen, während Sie leicht ein- und ausatmen.

Weiterüben!

Diese Übungen sind immer gut für Ihren Bauch, nicht nur, wenn Sie ein Baby bekommen haben. Sie nehmen 10 bis 15 Minuten in Anspruch und sind wirklich nicht anstrengend. Wenn Sie sie Ihr Leben lang machen, verhindern Sie vielleicht einen Hängebauch, Streßinkontinenz und einen Gebärmuttervorfall; alles Dinge, die sehr unschön und schwierig zu beheben sind, wenn man sie einmal hat. Bei schwerem Gebärmuttervorfall muß schließlich operiert werden, und der Erfolg ist oft zweifelhaft.

! Millionen Frauen leiden, wenn sie älter werden, an Streßinkontinenz. Eine geschwächte, ältere Blase kann sich bei jedem Husten, Niesen, Lachen oder jeder heftigen Bewegung senken und unwillkürlich Urin auslassen. Das ist nicht nur peinlich, sondern auch sehr deprimierend. Rechtzeitige Gesundheitsvorsorge durch Gymnastik kann sich also in späteren Jahren auszahlen.

Hormonbehandlung

Eine Hormonbehandlung gehört zwar nicht zum Thema Selbsthilfe, aber da Wohlbefinden und Gesundheit so vieler Frauen davon abhängen, muß sie kurz erwähnt werden. Jahrhundertelang betrug die Lebenserwartung der Frauen nur 40 bis 50 Jahre. Nur die wenigsten Frauen erreichten die Wechseljahre und verstanden, was sich da in ihrem Körper abspielte. Sie versuchten, einfach darüber hinwegzukommen und ihren schlechten Gesundheitszustand zu verbergen.

Ebenso gehört die operative Entfernung der Gebärmutter und/oder der Eierstöcke zur Medizin des 20. Jahrhunderts und wird immer häufiger vorgenommen.

Kommen Zystitisanfälle oder Brennen in der Harnröhre in den Wechseljahren oder nach einer Gebärmutterentfernung vor, dann sollte die Patientin auf einer Hormontherapie bestehen. Die Hormonbehandlung wird für gewöhnlich vom Gynäkologen überwacht. Er wird den Scheidenzustand nach Augenschein beurteilen und entscheiden, ob Hormongaben das Wohlbefinden verstärken können. Wenn man zu dem Ergebnis gelangt, daß eine Hormonbehandlung sinnvoll ist, wird sie den Bedürfnissen der Patientin angepaßt.

Östrogensalbe

Vielleicht braucht die Patientin nur eine sechswöchige Scheidenbehandlung mit einer milden Östrogensalbe, oder aber es ist eine mehrmonatige Kur mit Hormontabletten notwendig. Dazwischen sind alle Abstufungen der verschiedensten Pillen und Salben möglich. Es liegt im wesentlichen an der Patientin selbst, wie sie ihren Zustand bei den monatlichen Kontrolluntersuchungen schildert. Hormonstörungen sind jedenfalls nicht unheilbar, und man kann immer eine zweite ärztliche Meinung einholen, wenn sich nach längerer Behandlungszeit bei einem Arzt keine positiven Ergebnisse einstellen wollen.

Erfahrungsgemäß hat sich die Hormonbehandlung für ältere Frauen mit wiederkehrenden Harnwegsbeschwerden bewährt – womit nicht gesagt sein soll, daß nur ältere Frauen einer Hormonbehandlung bedürfen. Da die Ärzte keine Bedenken haben, die Pille zur Empfängnisverhütung und gegen Menstruationsbeschwerden zu verschreiben, könnten sie sie auch verordnen, wenn Zystitisanfälle zusammen mit hormonellen Störungen auftreten. Das kann zum Beispiel bei jungen Mädchen in der Pubertät der Fall sein oder nach der Geburt eines Kindes, in den Wechseljahren oder nach einer Gebärmutterentfernung.

Hormonstörungen bei Frauen sind sehr verbreitet, aber die Beschäftigung mit diesem Thema ist gerade ziemlich »in Mode«. Achten Sie also darauf, daß Sie nur einen auf diesem Gebiet wirklich erfahrenen Gynäkologen zu Rat ziehen. Hormonbehandlungen aufs Geratewohl sind ebenso dumm und gefährlich wie Antibiotikabehandlungen aufs Geratewohl. Seien Sie sich des Für und Wider einer Hormonbehandlung bewußt! Wenn aber eine Hormonstörung richtig erkannt und richtig behandelt wird, kann sich Ihr Zustand drastisch bessern!

12 Blasenentzündung bei Kindern

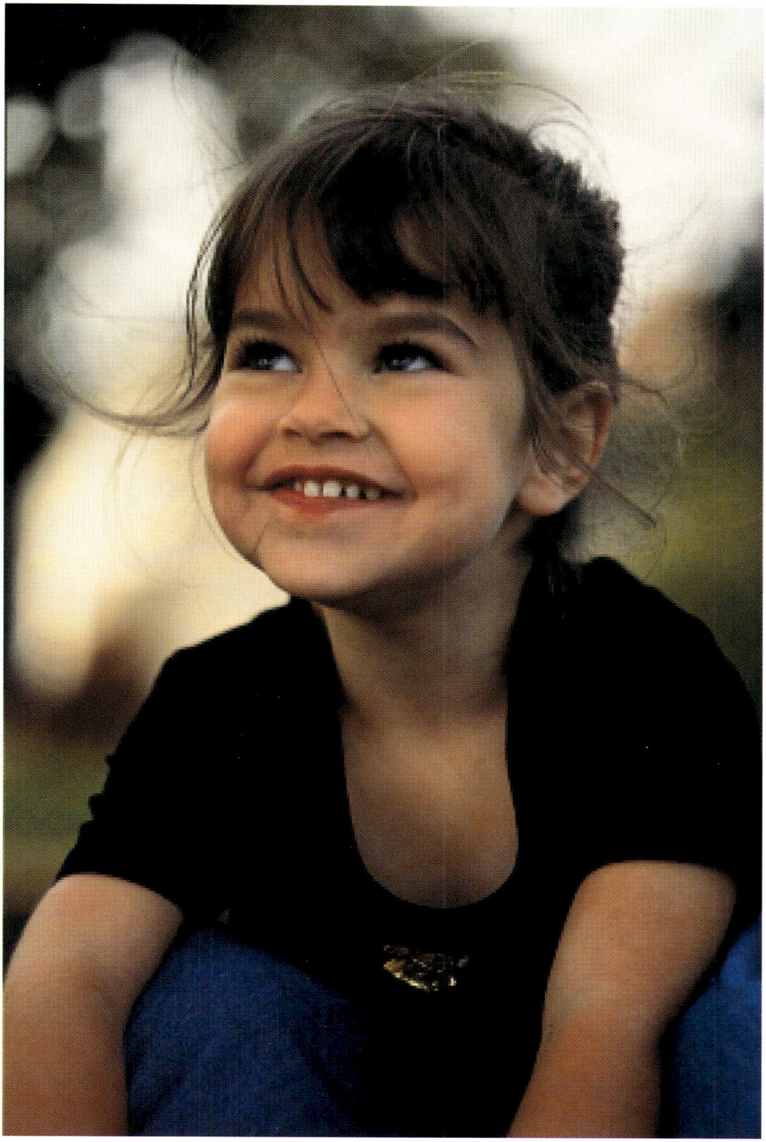

Wer meint, nur Erwachsene oder nur sexuell aktive Erwachsene bekämen Blasenentzündung, der irrt. Wenn es noch etwas Schlimmeres gibt, als selbst schmerzgekrümmt auf der Toilette zu sitzen, dann ist es, zusehen zu müssen, wie ein weinendes Kind schmerzverkrümmt auf seinem Töpfchen sitzt. Meistens reagiert die Mutter darauf mit hilflosen Verzweiflungsausbrüchen oder Wut und Ärger. Sie muß mit einem Problem fertig werden, das sie aus eigener Erfahrung vielleicht nicht kennt. Sie weiß sich keinen anderen Rat als den, den ihr der Kinderarzt zu geben hat. Aber dieser Rat kann manchmal recht einseitig medizinisch sein und hilft ihr in der praktischen Situation oft herzlich wenig.

Die selben Zusammenhänge wie bei Erwachsenen

Für Kinder gelten die gleichen Zusammenhänge zwischen Ursachen und Symptomen wie für Erwachsene. Auch die Blasenentzündung des Kindes, gleichgültig, wie alt es ist, hat eine Ursache – ebenso wie die der erwachsenen Frau. Das Kind hat Blasenentzündung, weil irgend etwas anderes nicht in Ordnung ist.

> Die Ursachen für Blasenentzündung bei Kindern lassen sich etwas leichter eingrenzen als beim Erwachsenen, da der Arzt bei der Aufnahme der Krankengeschichte (Anamnese) eine ganze Reihe geschlechtlicher Ursachen ausschließen kann ebenso wie etwaige gynäkologische Eingriffe oder schiefgelaufene Operationen.

Auch Kinder können ständig wiederkehrende Infektionen haben – sobald sich das abzuzeichnen droht, sollten Sie alle wichtigen Tests im Krankenhaus durchführen lassen. Bei Kindern konzentriert sich die Suche nach Ursachen auf.

- die Organe Nieren, Harnleiter, Blase und Harnröhre,
- äußere Verunreinigung durch Toilettenartikel,
- nachlässige Körperhygiene,
- zu geringe Flüssigkeitsaufnahme.

Refluxharnleiter

Bei Kindern ist die häufigste *organische* Ursache für Blasenentzündungen der sogenannte Refluxharnleiter. Das bedeutet, daß einer oder beide Verschlußmuskeln an den Harnleitern, die den Urin in die Blase laufen lassen, nicht richtig funktionieren. Beim Reflux wird der Urin zwar größtenteils aus der Blase entleert, aber ein Teil wird, wegen des defekten Verschlußmechanismus, in die Harnleiter zurückgestoßen. Dieser Urin wird nach einiger Zeit schal und abgestanden und bietet einen geeigneten Nährboden für beginnende Infektionen.

Wurde beim Kind ein Refluxharnleiter diagnostiziert, zielt die ärztliche Behandlung darauf ab, erst einmal Zeit zu gewinnen, da man davon ausgehen kann, daß sich ein Refluxharnleiter bis zum Alter von neun

Jahren »auswächst«. Die Harnleiter wachsen in dem Maße, wie auch das Kind wächst, und manchmal löst sich dabei das Problem von selbst – aber nicht immer! Der Kinderarzt und die kinderärztliche Abteilung im Krankenhaus werden die Entwicklung Ihres Kindes sorgfältig beobachten und, falls es Wachstumsschwierigkeiten hat, auch zur Refluxoperation bereit sein. Man wird auf Krankheitsanzeichen achten wie mangelnde Gewichtszunahme, mangelndes Wachstum, Lethargie und Neigung zu Entzündungen.

»Auswachsen« ist möglich

Bei der Betreuung durch ein gutes Kinderkrankenhaus ist nicht nur dem Wohl des Kindes am besten gedient, sondern auch die Mutter kann erleichtert aufatmen. Sie braucht sich keine Gedanken zu machen, daß die Ärzte vielleicht ihr Kind nicht verstehen. Die Ärzte in Kinderkrankenhäusern haben nur mit Kindern zu tun, und gewöhnlich verstehen sie sie auch.

Refluxharnleiter werden mit einem Miktionszystogramm nachgewiesen. Schäden an den Nieren werden mit dem Ausscheidungsurogramm (AUG) festgestellt. Es gibt Menschen mit nur einer Niere und andere gar mit vieren! Freilich kommt so etwas nur selten vor.

Haben ärztliche Untersuchung, Miktionszystogramm und AUG bei Ihrem Kind keinen Befund ergeben, dann müssen Sie Ihr Augenmerk auf andere mögliche Ursachen lenken. Sie müssen sich als Mutter fragen: »Bin ich es vielleicht, die die Blasenentzündung bei meinem Kind verursacht?« und »Wie kann ich das herausfinden?«

Dieses Buch wird Ihnen bestimmt dabei helfen, die Ursachen für die Blasenattacken bei Ihrem Kind zu finden. Viele Mütter schnappen zwar hier und da Informationen auf, aber in der Regel haben sie keine feste Vorstellung davon, wie sie mit dem Zystitisanfall ihres Kindes umgehen sollen, geschweige denn, welche Vorsichtsmaßnahmen sie vorher hätten treffen sollen.

Wenn Sie sich eingestehen können, daß Sie selbst vielleicht die Blasenentzündung Ihres Kindes verursachen, sind Sie schon auf dem besten Wege. Aber dabei dürfen Sie es nicht bewenden lassen. Nun müssen Sie jede kleinste Einzelheit Ihres alltäglichen Lebens in Gedanken durchgehen. Anhand der folgenden Liste können Sie die einzelnen Punkte systematisch abhaken. Denken Sie über alles sorgfältig nach, und huschen Sie nicht nur so darüber – Sie könnten etwas Wichtiges übersehen!

Alltägliche Einzelheiten

■ *Benutzen Sie ein stark schmutzlösendes Waschpulver?*
Das ist viel zu stark für die zarte Babyhaut!

■ *Benutzen Sie eine Waschmaschine und Waschmaschinen-Waschpulver?*
Auch hier besteht die Gefahr einer Verunreinigung der Wäsche durch chemische Substanzen.

Obstsäfte

■ *Geben Sie Ihrem Baby zu viele Obstsäfte zu trinken?*
Wenn Ihr Baby Obstbrei ißt, können Sie vielleicht auf den Obstsaft verzichten.

■ *Benutzen Sie irgendwelche Cremes für den empfindlichen Scheidenbereich Ihres Töchterchens?*
Mütter lassen sich allzuleicht von profitsüchtigen Herstellern in die Irre führen. Normalerweise braucht man das Baby nur mit einer dünnen Schicht Zinksalbe oder Zinköl am Po einzureiben. Wenn Sie moderne Windeleinlagen benutzen, die den Urin aufsaugen und die Babyhaut trocken lassen, dann ist Zinksalbe alles, was Sie benötigen. Was anderes wäre es natürlich, wenn das Baby Hautausschlag oder eine ungewöhnliche Rötung zeigt. In dem Fall geben Sie dem Baby keinen Obstsaft, vor allem keinen Orangensaft oder Zitronensaft mehr! Geben Sie dem Baby nur Wasser (abgekochtes Leitungswasser oder kohlensäurefreies Mineralwasser) in Zimmertemperatur zu trinken. Lassen Sie das Baby unten herum nackt, und decken Sie es nur nachts zu.

Zinksalbe

■ *Mit welcher Seife waschen Sie den Kinderpo?*
Benutzen Sie bitte nur ganz wenig naturreine, unparfümierte Seife ohne Arzneimittelzusätze oder sonstige chemischen Zusätze. Spülen Sie sie so bald wie möglich wieder von der zarten Kinderhaut ab. Auch wenn es Ihrem Töchterchen noch so gut gefallen würde, lassen Sie es nicht im Seifenwasser sitzen. Es ist völlig ausreichend, wenn Sie es im klaren, warmen Badewasser waschen.

■ *Fügen Sie dem Babybad etwa Antiseptika (keimtötende Mittel) hinzu?*
Tun Sie's nicht! Antiseptika sind viel zu stark und außerdem völlig unnötig!

■ *Welche Unterhöschen trägt Ihr Baby, nachdem es dem Windelalter entwachsen ist?*

Synthetikfasern

Nylon- oder Perlonunterhöschen oder überhaupt aus Synthetikfasern sind absolut ungeeignet für Ihr Kind. Einfache weiße Baumwollunterwäsche ist das Beste.

Haare waschen

■ *Waschen Sie etwa Ihrem Kind die Haare in der Badewanne?*
Shampoos bestehen aus Chemikalien. Diese Chemikalien können empfindliche Körperpartien wie z.B. Augen und Po reizen. Wenn Ihr Kind noch zu klein ist, um sich das Haar über dem Waschbecken zu waschen, setzen Sie es in eine Badewanne, waschen Sie ihm die Haare, und spülen Sie mit viel klarem Wasser nach. Spülen Sie auch den Po ab. Dann die Badewanne leerlaufen und erst jetzt das Badewasser einlaufen

lassen. Probieren Sie aus, was am günstigsten ist, aber lassen Sie kein Shampoo in die Nähe des Kinderpos kommen.

Schaumbad

■ *Tun Sie Ihrem Kind etwas Gutes an, wenn Sie es in ein Schaumbad setzen?*
Nein! Auch Schaumbäder sind aus Chemikalien hergestellt und können die empfindliche Haut reizen. (Das gleiche gilt für Geschirrspülmittel, die einige Leute aus Sparsamkeitsgründen fürs Bad verwenden.)

■ *Tritt bei Ihrem Kind die Blasenreizung ein paar Stunden nach dem Schwimmbadbesuch auf?*
Das kommt vom Chlor. Nach dem Schwimmen zu duschen, verringert das Risiko.

■ *Kommen die Attacken zur Sommerszeit?*

Erdbeeren

Säurehaltige Früchte wie Erdbeeren oder Himbeeren können zu Wundsein und brennendem Urin führen. Geben Sie dem Kind weniger von diesen Früchten und statt dessen mehr Flüssigkeit zu trinken.

■ *Ist Ihr Waschpulver zum Wäschewaschen zu stark?*
Benutzen Sie ein ganz schonendes Waschpulver, und spülen Sie die Wäsche mehrmals, vor allem die Unterwäsche.

■ *Könnte Ihr Kind an einer ererbten Hautüberempfindlichkeit leiden?*
Hautüberempfindlichkeit muß sich nicht notwendigerweise in fleckiger Haut oder Ekzemen ausdrücken. Eine übersensible Haut kann sich auch an etwas anderem zeigen. Forschen Sie in Ihrer Familie nach!

■ *Haben Sie Ihrer Tochter beigebracht, sich den Po von vorne nach hinten abzuwischen, damit keine Krankheitserreger in die Scheide und damit in die Harnröhre gewischt werden?*
Es ist nie zu früh, um ihr diese grundlegende Hygieneregel beizubringen!

Trinken in der Schule

■ *Was bekommt Ihr Kind in der Schule zu trinken?*
Oft stehen Lehrer/innen und schulisches Hilfspersonal so unter Zeitdruck, daß sie sich nicht um die Pausengetränke (Wasser, Milch, Kakao) der Schulkinder kümmern können.

»Meine Tochter hat außer einer Tasse Tee morgens um 8.00 Uhr bis nachmittags um 4.00 Uhr nichts getrunken. Die Lehrer waren zu beschäftigt, um darauf zu achten, und die Trinkwasssersäule im Schulhof kann meine Tochter nicht ausstehen.«

Fragen Sie Ihre Tochter jeden Tag, was sie in der Schule getrunken hat! Gehen Sie zur Klassenlehrerin, wenn Ihr Kind in der Schule nicht mindestens drei Becher oder Tassen voll zu trinken bekommt!

Stark gefärbter, stark riechender und brennender Urin wird durch Flüssigkeitsaufnahme in jedem Fall besser und brennt nicht mehr so. Wenn die Ursachen für die Zystitisanfälle nicht frühzeitig gefunden werden, können die Attacken im Lauf der Jahre immer schlimmer werden, bis schließlich aus Ihrem Kind ein Teenager geworden ist. Die Anfälle können auch erst im Teenageralter einsetzen, da sich im Lauf der Zeit eine zunehmende Empfindlichkeit gegen Reizstoffe aufgebaut haben kann.

Täglicher Wäschewechsel

■ *Wechselt Ihre Tochter täglich die Baumwollunterwäsche?*
In der Pubertät beginnen sich Scheidenabsonderungen zu entwickeln. Diese Absonderungen dürfen sich nicht als abgestandene Reste ansetzen, da das Wundsein und Entzündungen hervorrufen kann.

Blutungsunregelmäßigkeiten

■ *Setzt bei Ihrer Tochter die monatliche Blutung nicht regelmäßig ein?*
Dauern bei Ihrer Tochter starke Unregelmäßigkeiten und Leibschmerzen zwei Jahre lang an, sollten Sie unbedingt ärztlichen Rat einholen. Gehen Sie zu einer jungen, versierten Gynäkologin oder zu jemand, der sich mit Menstruationsproblemen in der (Vor-)Pubertät auskennt.

■ *Weint Ihre Tochter vor der Periode, bekommt sie einen aufgeblähten Unterleib und ist sie leicht erregbar?*
Vielleicht braucht sie eine schonende Hormonbehandlung. Lassen Sie sich in der Sprechstunde nicht abwimmeln, wenn Sie wirklich das Gefühl haben, daß Ihre Tochter gynäkologischer Hilfe bedarf.

Toilettenartikel

■ *Achten Sie bei Ihrer Tochter im Teenageralter noch auf die von ihr verwendeten Toilettenartikel und auf ihre Waschgepflogenheiten?*
Teenager lieben es, mit Schminksachen, Deodoranzien und anderen Toilettenartikeln zu experimentieren. Machen Sie Ihrer Tochter klar, daß das auf Kosten der Gesundheit gehen kann. (Geben Sie Ihr dieses Buch zu lesen!)

■ *Was verwendet Ihre Tochter bei der Periode?*
Tampons können problematisch sein, weil sie die Scheidenschleimhäute austrocknen und weil die Baumwolle mit Chemikalien präpariert wird. Außerdem fällt es Teenagern oft schwer, die Tampons einzuführen, ohne die Vagina irgendwie zu drücken. Auch der heraushängende Tamponfaden kann eine Infektion begünstigen. (Selbsthaftende) Binden sind besser geeignet.

Selbsthaftende Binden

■ *Hat Ihre Tochter insgeheim angefangen, die Pille zu nehmen?*
Wenn sie die Pille nimmt und mit einem Mann schläft, gehört sie in die Erwachsenenrubrik dieses Buches – gleichgültig wie alt sie ist.

Diese Checkliste sollte Sie zu einigen Überlegungen anregen. Vielleicht gibt es noch etwas, was Sie nicht bedacht haben? Denken Sie nach, und experimentieren Sie; lassen Sie alles weg, was Ihrem Kind möglicherweise schaden könnte, und achten Sie auf jede Veränderung! Während sie dabei sind, ungute Angewohnheiten zu ändern und mögliche Ursachen auszuschalten, kann es natürlich immer noch zu Zystitisanfällen, Wundsein und Brennen beim Wasserlassen kommen. Man kann eine

Fünfjährige kaum gegen ihren Willen zwingen, alle 20 Minuten einen Viertelliter Flüssigkeit hinunterzuschlucken.

Hier also eine dem Kind angepaßte Selbsthilfeversion. Es kommt darauf an, das Kind bei Laune zu halten, notfalls mit kleinen Belohnungen oder Bestechungsversuchen, damit es halbwegs freudig trinkt und auch Pipi macht.

■ Suchen Sie ein ausgefallenes, lustiges Trinkgefäß für das Kind aus: einen Souvenir-Eierbecher, ein hübsches rosarotes Glas oder einen Becher mit einem lustigen Vers darauf – alles, was das Kind gerne anfaßt oder woraus es gerne trinkt. Nehmen Sie auch mal einen anderen Trinkbecher in den drei Stunden, damit es der Kleinen nicht langweilig wird.

■ Versuchen Sie, Ihrem Kind so viel Flüssigkeit wie möglich zuzuführen, ohne daß es ungehalten wird. Machen Sie jeweils eine Viertelstunde Pause zwischen den Trinksitzungen. Halten Sie das so lange wie möglich durch, am besten drei Stunden lang.

Unterschiedlicher Geschmack

■ Geben Sie den Getränken verschiedene Geschmacksrichtungen, aber vergessen Sie nicht, daß jedes Getränk zu 98% aus Wasser bestehen soll. Der Geschmacks- oder Farbzusatz soll das Getränk nur interessanter und angenehmer zu trinken machen. Richten Sie die Getränke heiß, warm oder kalt an, damit Ihr Kind nicht die Lust daran verliert. Geben Sie ihm zwischendrin ein Glas Milch oder ganz schwachen (mit Honig gesüßten) Tee.

1/4 Teelöffel Natron

■ Vermischen Sie eines der Getränke oder ein Löffelchen der Lieblingsmarmelade mit 1/4 Teelöffel Natronpulver – aber nicht mehr –, und geben Sie das Ihrem Kind. Danach sollten Sie die gleiche Menge, also wieder 1/4 Teelöffel voll, nur noch einmal verabreichen, und zwar anderthalb Stunden später.

■ Statt des Natronpulvers können Sie auch auf Kaliumzitrat zurückgreifen, in einer vom Arzt gebilligten Dosierung.

Eine (!) Schmerztablette

■ Bei all der Flüssigkeit, die Ihr Kind in den Magen bekommt, dürfte ein einfaches Schmerzmittel nicht schaden. Geben Sie Ihrem Kind *eine* in Marmelade zerdrückte Schmerztablette und, wenn nach zwei bis drei Stunden die Schmerzen noch nicht nachgelassen haben, eine weitere.

■ Legen Sie Ihr Kind ins Bett oder nahe bei sich aufs Sofa, mit dem Töpfchen in Reichweite.

■ Geben Sie der Kleinen eine hübsche Wärmflasche, an die sie sich ankuscheln kann. Halten Sie eine besondere Wärmflasche für sie bereit; vielleicht in Gestalt eines lustigen Tieres oder etwas ähnlichem.

■ Wenn Ihr Töchterchen auf Lob anspricht, dann loben Sie sie, wenn sie auf dem Töpfchen sitzt und Pipi macht. Wenn sie schon verstän-

Eventuell erklären

dig genug ist, um zu begreifen, was Sie meinen, dann erklären Sie ihr ganz liebenswürdig und mit zuversichtlicher Miene, worauf Sie mit all der Flüssigkeitszufuhr und dem Auf-den-Topf-Gehen hinauswollen. Ihr ruhiges Verhalten wird nicht ohne Wirkung auf das Kind bleiben. Es wird von Ihnen lernen, keine Angst vor einer Attacke zu haben. Ist Ihr Kind gewohnt, für alles, was es tut, belohnt zu werden, dann versuchen Sie, die Bestechung – eine Süßigkeit oder eine Lieblingsgeschichte – zu rationieren, damit das Interesse in den drei Stunden nicht erlahmt.

- Wischen Sie Ihrem Kind den Po von vorne nach hinten mit einem in Warmwasser getränkten Wattebausch ab. Achten Sie darauf, ob der Po wund ist. Eine gerötete Haut kann alles Mögliche bedeuten. Versuchen Sie, der Hautreizung an Po und Oberschenkeln mit Zinksalbe beizukommen, aber bringen Sie die Salbe auf keinen Fall in die Nähe des Scheiden- und Harnröhrenbereichs.
- Gehen Sie zum Arzt, wenn der Zystitisanfall nicht nachläßt oder schlimmer wird. Sie tun auf jeden Fall das Richtige, wenn es Ihnen gelingt, die Harnwege Ihres Kindes mit viel Flüssigkeit durchzuspülen. Der Arzt wird darüber sehr erfreut sein.

Vielleicht fühlen Sie sich bei Ihren Bemühungen weniger allein, wenn Sie wissen, daß andere Mütter mit ähnlichen Schwierigkeiten zu kämpfen haben. Hier vier Briefe, die von besorgten Müttern noch in Unkenntnis der Selbsthilferegeln geschrieben wurden:

1. *»Meine Tochter ist vier Jahre alt. Letztes Jahr hatte sie eine Niereninfektion, die nach medikamentöser Behandlung wegging. Seitdem leidet sie jedoch des öfteren an Rückenweh, immer in Verbindung mit häufigen Gängen zur Toilette. Danach hat sie dann ein starkes Brennen und fühlt sich sehr unbehaglich. Ich war natürlich wieder beim Arzt mit ihr, aber man versicherte mir, sie habe keine Niereninfektion, und auf andere Ursachen will sich der Arzt nicht festlegen. Sein Rat war, ihr viel zu trinken zu geben. Eine Freundin von mir, die seit ihrer Verheiratung an Blasenentzündungen leidet, erzählte mir, die Symptome kämen ihr bekannt vor. Ich bin mir nicht sicher, ob meine Tochter das gleiche hat, da ich noch nie gehört habe, daß auch Kinder das bekommen. Die Ärzte sind immer so heikel, und ich traue mich nicht, meinem Arzt meine Besorgnisse mitzuteilen. Deshalb wüßte ich gerne, ob Sie mir sagen können, ob auch kleine Mädchen Blasenentzündung bekommen können? Ich würde mich über jeden Rat freuen, den Sie mir geben können.«*

»Ärzte sind so heikel«

2. *»Ich bin an jeder Information und an jeder Hilfe interessiert, die Sie Blasenleidenden geben können. Ich bin doppelt betroffen. Ich selbst hatte meine*

erste Blasenentzündung vor zehn Monaten und wurde seitdem von rund einem Dutzend ähnlicher Anfälle heimgesucht. Aber, was mich im Augenblick noch mehr quält: Meine Tochter hatte auch eine. Mit zweieinhalb Jahren war sie wirklich sehr krank. Sie wurde mit nicht genau diagnostizierbaren Beschwerden, die sich später als Harnwegsinfektion entpuppten, ins Krankenhaus eingeliefert. Dort wurden verschiedene Tests und Untersuchungen durchgeführt. Obwohl sich die Kleine inzwischen wohl fühlt, muß sie noch immer in ambulante Behandlung gehen und noch lange Zeit Antibiotika einnehmen – damit die Infektion nicht wiederkommt und sich nicht auf die Nieren ausdehnen kann, sagen die Ärzte. Mich beunruhigt die lange Antibiotikaeinnahme außerordentlich. Man sagte mir außerdem, meine Tochter würde die Krankheit einfach ›auswachsen‹, aber mir kommt das alles sehr seltsam vor.«

Antibiotika langzeitig

3. *»Ich habe eine neunjährige Tochter, die schon seit einiger Zeit immer wieder Blasenentzündungen hat. Ich fühle mich so allein gelassen mit diesem Problem und weiß nicht, wie ich allein damit fertig werden soll. Ich wünsche mir oft, ich würde ein paar Mütter aus der Nachbarschaft kennen, die auch gegen Zystitis bei ihrem Kind zu kämpfen haben.«*

Wunsch nach Erfahrungsaustausch

Blasenentzündungen bei kleinen Jungen sind ganz selten. Und wenn die entsprechenden Symptome auftauchen, steckt meistens eine Nieren- oder Blasenanomalie dahinter. Kleine Mädchen sind aufgrund ihres Körperbaus viel anfälliger und offener für Infektionen und Entzündungen; zudem ist die Haut um Scheiden- und Harnröhrenöffnung ausgesprochen sensibel. Es kann daher nicht genug betont werden, wie wichtig es ist, daß die Mutter peinlich genau alle tagtäglichen Gewohnheiten auf mögliche Gefährdungen hin überprüft. Wenn Ihre Tochter an Blasenentzündungen leidet, stellen zum Beispiel auch Kindergärten und Spielplätze ein Gesundheitsrisiko dar. Die Toiletten dort können nicht mit der gleichen Sorgfalt in Ordnung gehalten werden, wie eine Mutter das zu Hause tun kann.

Kindergarten

4. *»Und was die Kinder anbetrifft, so darf ich dazu aus eigener Erfahrung bemerken, daß die Sechsjährigen, wenn sie in die Schule kommen, oft so verschüchtert sind, daß sie den ganzen Tag über nicht aufs Klo gehen. Oft trinken sie ihre Schulmilch nicht, und das Wasser, das sie zusammen mit dem Mittagessen in der Schule bekommen, finden sie ›eklig‹. Kommen sie dann spätmachmittags nach Hause, bewirkt der konzentrierte Urin eine Blasenreizung. Ich weiß, daß die Lehrer zum Lehren da sind, und deshalb schlage ich vor, daß die Mütter auf unentgeltlicher Basis ihre Hilfe für die Erstkläßler zur Verfügung stellen. Wenn sich ein Kind wegen so etwas ein elendiges Blasenleiden zuziehen sollte, fände ich das sehr bedauerlich.«*

»Den ganzen Tag nicht aufs Klo«

Ein schlimmer Fall

Und die elfjährige Karin schreibt selbst:
»Ich bin elf Jahre alt und habe Blasenentzündung, seitdem ich sechs bin. Zweimal bin ich deswegen operiert worden. Einmal wurden die beiden Röhren (sie meint die Harnleiter) *in eine neue Lage gebracht, und beim anderen Mal wurde eine Niere herausgenommen. Das war vor einem Jahr, aber Blasenentzündungen bekomme ich immer noch. Ich hoffe nur, daß Sie mir irgendwelche Ratschläge geben können.«*

13 Blasen- und Harnwegsprobleme bei Männern

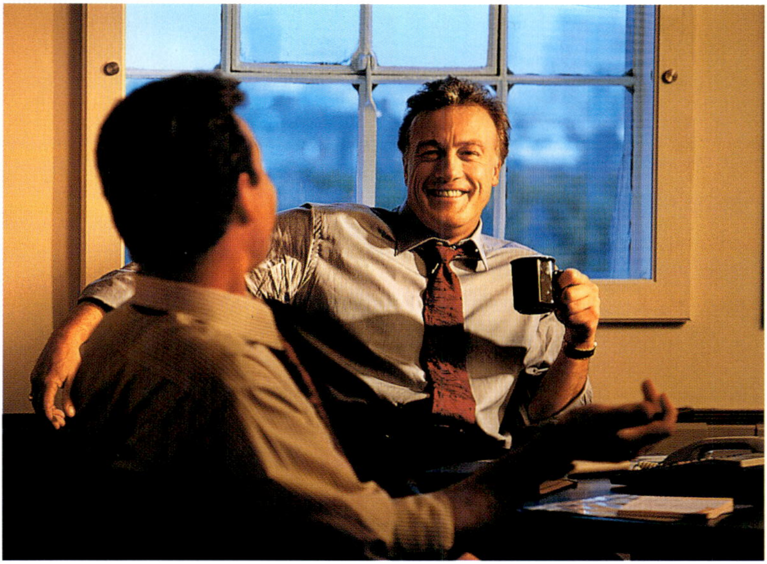

Zweifellos haben auch Männer Probleme mit Blase und Harnröhre; aber sie leiden nicht in dem Maße darunter wie die Frauen. Bei Männern werden solche Beschwerden nicht pauschal Zystitis genannt, sondern die Ärzte unterscheiden, je nach Symptomen, zwischen

- Prostatitis – Entzündung der Prostata,
- Urethritis – Entzündung der Harnröhre,
- unspezifischer Urethritis – Entzündung unbekannter Herkunft.

Die übrigen Bezeichnungen für Beschwerden des Harnapparats sind im allgemeinen die gleichen wie bei Frauen: Nierensteine, Nierenbeckenentzündung usw.

! Wenn es an die ärztlichen Untersuchungen geht, quälen sich Männer allerdings mehr als Frauen. Männer sind nicht so an intime Untersuchungen gewöhnt wie Frauen. Frauen müssen auch zum Arzt, wenn sie gesund sind: zur Beratung bei der Empfängnisverhütung und in der Schwangerschaft. Frauen wissen, wie so eine Untersuchung vor sich geht und haben die Angst davor verloren. Männer müssen sich Untersuchungen der Geschlechtsorgane nur selten unterziehen und nur dann, wenn sie tatsächlich an Penis, Prostata oder Blase erkrankt sind. Und noch seltener bringen es Männer fertig, über so private Probleme mit einem Freund zu sprechen. Auch ihrer Frau vertrauen sie sich nur ungern an. Hier ein Brief, der viel von der traurigen Wirklichkeit enthüllt:

Verändertes Leben

»Ich bin jetzt 60 Jahre alt. Mit 48 hat ›es‹ mich ganz plötzlich und heftig überfallen und mein häusliches, gesellschaftliches und berufliches Leben verändert. Innerhalb von drei Wochen hatte ich zweimal eine Nierenbeckenentzündung mit Schüttelfrost und 40 Grad Fieber. Ich mußte unter grauenhaften Schmerzen Blut ausscheiden. Seitdem leide ich (bei etwas abflauenden Attacken) in regelmäßigen Abständen immer wieder an schrecklichem Harndrang. Ich habe zwar keine direkten Schmerzen, und es kommt kein Blut, aber eben dieser Harndrang! Manchmal dauert dieser unangenehme Zustand zehn bis zwölf Stunden am Tag. Diese Krankheit ist außerordentlich demoralisierend, entnervend und demütigend. Manchmal habe ich das Gefühl, ich bin am Ende.

Entnervend

Ich gehe zwar weiterhin zur Arbeit (zum Glück kann ich dort so oft ich will auf die Toilette gehen, was bei einigen anderen Jobs sicher unmöglich wäre), aber mein gesellschaftliches Leben mußte ich total aufgeben, und es ist alles unglaublich freudlos. Vier Jahre nach meiner Nierenbeckenentzündung bekam meine Frau (die nun 47 ist) einen Zystitisanfall mit Harndrang und heftigen Schmerzen, jedoch ohne Blut im Urin. Zeitweilig gingen wir also gemeinsam ins Krankenhaus. Der damalige Anfall, bei dem ich andauernd ›mußte‹, dauerte drei Monate.

Die Blase »erweitern«

Vor 14 Monaten wurde im Krankenhaus zum zweitenmal eine Blasenspiegelung vorgenommen (sehr unangenehm für einen Mann); aber es konnte keine Ursache für meine Beschwerden gefunden werden. Die neueste Idee ist, daß ich ins Krankenhaus gehen soll, wo man meine Blase ›erweitern‹ will, wobei wieder eine Blasenspiegelung notwendig sein wird.

Was bei meinen Beschwerden auffällt, ist, daß die ersten vier, fünf, manchmal auch sechs Stunden nach dem Aufstehen normal verlaufen. Dann fängt die Plage an und wird bis zum Abend immer schlimmer, bis ich dann schlafen gehe. Alle fünf Minuten fühle ich Druck auf der Blase und muß sie entleeren (jeweils nur ein paar Fingerhut voll). Sogar wenn ich im Bett liege, fühle ich schrecklichen Druck. Manchmal, wenn höchstens ein Eßlöffel voll Urin drin ist, dann geht es.

Es ist ein qualvolles Leiden, und manchmal bin ich am Verzweifeln, weil ich nicht weiß, ob die Attacken je vergehen werden. Dabei halte ich mich genau an die Regeln: keinen Alkohol, keinen Kaffee usw. Ich frage mich, ob Sie Briefe von anderen Männern mit ähnlichen Beschwerden bekommen.

Mein Sexualleben ist natürlich gleich null, und nur gegenseitige Toleranz und Verstehen halten mich und meine Frau zusammen. Eigentlich geht es nur noch ums Überleben und nicht mehr ums Leben.

Man sagt mir immer, ich sähe jünger aus, als ich bin. Ich denke mir oft, wie jung ich aussehen könnte, wenn nicht Zystitis, Pyelitis und Harndrang solche Depressionen, Erschöpfungszustände und Verzweiflung über mich gebracht hätten.«

Prostata

Mit Prostatitis oder Entzündung der Prostata ist auch die Infektion der Prostata gemeint. Die Prostatadrüse sitzt am Penisansatz; wenn eine Infektion durch die lange Harnröhre im Penis gewandert ist und die Vorsteherdrüse erreicht hat, kann die Infektion eine gute Weile andauern. Ältere Männer, von den späten 50ern an, sind anfälliger für Prostataleiden als jüngere Geschlechtsgenossen. Die Symptome sind ähnlich wie bei richtiger Zystitis; aber manchmal besteht auch nur vermehrter Harndrang.

Die Art des Harndrangs bei älteren Männern ist darauf zurückzuführen, daß sich die Prostatadrüse in höherem Alter leicht vergrößert. Bei sehr häufigem Harndrang, der an Inkontinenz (Unfähigkeit, den Urin zu halten) grenzen kann, hat sich die Prostata so sehr vergrößert, daß sie auf die zunehmend altersschwache und empfindliche Blase Druck ausübt. Die Blase fühlt sich voll an; aber beim Urinieren kommt immer nur sehr wenig heraus. Mitunter ist der Druck so stark, daß ständig Urin herauströpfelt.

In diesem Stadium wird meist eine Operation empfohlen, natürlich nicht ohne vorherige Tests, die eine genaue Diagnose ermöglichen. Bei der Prostataoperation, auch Prostatektomie genannt, wird gewöhnlich nicht die gesamte Drüse entfernt, sondern man schält nur die Teile heraus, die den Urinabfluß behindern. Manchmal dauert es einen Monat oder noch länger, bis man die Blase wieder unter Kontrolle hat, da bei der Operation eines der beiden »Ventile«, die den Urinablaß regeln, entfernt wird. Aber das verbleibende »Ventil« kann die Funktion des anderen im Lauf der Zeit mit übernehmen, sofern man pfleglich mit sich umgeht.

Stellt der Arzt eine Infektion der Prostata fest, die nicht der Operation bedarf, dann werden meistens Antibiotika verschrieben. Die Behandlung kann eine Weile dauern. Leider können oder wollen viele Fachärzte nicht einsehen, daß es während und nach so einer Antibiotikatherapie beim Mann zur Entwicklung von Hefepilzen (Monilia) kommen kann – dem Äquivalent zu den Scheidenpilzen der Frau. Die Symptome für das Vorhandensein von Hefepilzen sind beim Mann anders als bei der Frau: Der Mann bekommt meist eine belegte Zunge, beträchtliche Blähungen in Magen- und Darmtrakt, und es können sich »Winde« entwickeln. Manchmal juckt der After; zum Ausfluß aus dem Penis – dem offensichtlichsten Symptom – kommt es aber nicht immer.

Ausfluß aus dem Glied

Wenn ein Mann Antibiotika einnimmt, egal gegen welche Krankheit, kann es prinzipiell immer zur Entwicklung von Monilia kommen. Das wiederum führt natürlich in der Harnröhre zu Reizungen, die sich durch Brennen oder Stechen bemerkbar machen.

Wenn eine Frau Monilia in der Scheide hat, kann sie diese Pilze auf die Geschlechtsorgane des Partners übertragen. Trotzdem brauchen sich beim Partner nur die Symptome der belegten Zunge und der Darmblähungen zu entwickeln. Monilia-Pilze können zwischen Mann und Frau hin und her übertragen werden – so lange, bis beide gleichzeitig untersucht, behandelt und geheilt sind.

Wenn Sie als Mann beim Wasserlassen Schmerzen in der Harnröhre haben, könnte das durch Monilia verursacht sein. Am besten gehen Sie zum Arzt für Haut- und Geschlechtskrankheiten und lassen sich daraufhin untersuchen. Hier kann man anhand von Urinproben und Abstrichen alle möglichen Infektionen nachweisen und Ihnen mit fachlichem Rat beistehen.

Urethritis des Mannes

Mit Urethritis bezeichnet man eine Entzündung oder Infektion der Harnröhre, die sich durch den ganzen Penis zieht. Einem Spezialisten ist es anhand von Urinproben und Abstrichen möglich, den jeweiligen Krankheitserreger zu diagnostizieren. Wenn sich der Mann täglich unter der Penisvorhaut wäscht, ist die Entzündungsgefahr geringer. Aber leider sind Männer im allgemeinen nicht übermäßig hygienebewußt. Die Bezeichnung Urethritis wird oft als Sammelbegriff gebraucht. Die Tatsache allein, daß der Arzt einem sagt, man habe Urethritis, besagt noch nicht, daß dies eine genaue Diagnose wäre. Er wird einem lediglich ein Breitbandantibiotikum verschreiben und hoffen, daß es wirkt.

Sammelbegriff

Wenn Sie als Mann dieses Buch lesen, werden Sie genau so eine Offenbarung erleben wie die Frauen, die nach der Lektüre endlich wußten, wie sie sich bei einem beginnenden Zystitisanfall verhalten sollen. Durchspülen von Nieren und Blase mit reichlich Wasser gleich bei den ersten Anzeichen des Unwohlseins ist immer von Nutzen. Es wird verhindern, daß eine eventuell vorliegende Infektion höher steigt. Nach Beendigung der weiter vorn beschriebenen dreistündigen Selbsthilfeaktion sind vielleicht auch die unangenehmen Begleiterscheinungen verschwunden.

! Unternimmt man nichts gegen das Aufsteigen der Infektion, kann sie ungehindert bis zur Prostatadrüse gelangen. Genau wie bei der Frau ist für den Mann Selbsthilfe ungeheuer wichtig – sonst kann auch bei ihm eine Behandlung mit Antibiotika notwendig werden.

In der Urologischen Abteilung eines Krankenhauses klagte unlängst ein junger Mann über häufigen Harndrang. Sein Arzt hatte ihn mit Antibiotika behandelt, aber ohne Erfolg (wie vorauszusehen, da ja nicht alle Anzeichen einer Infektion vorlagen). Der Krankenhausurologe stellte ihm eine Reihe rein medizinischer Fragen, ohne das Rätsel lösen zu können. Dann fragte der junge Mann von sich aus, ob es vielleicht etwas mit Streß zu tun haben könne, da er gerade wegen eines Umzugs in Geldnöten sei. Bei weiterem Nachforschen stellte sich heraus, daß er »zum Trost« nach der Arbeit mehr Bier trank als gewöhnlich, daß sich sein Bierkonsum also beträchtlich erhöht hatte. Nun muß jede normale Blase logischerweise mehr Urin ausscheiden, wenn mehr Flüssigkeit aufgenommen wird! Der junge Mann hatte 20 wertvolle Minuten eines Fachmanns in Anspruch genommen, der seine Zeit dringender für folgenden Fall benötigt hätte:

Intensiver Unterleibsschmerz

»Die letzten sechseinhalb Jahre habe ich an intensivern Schmerzen in der Leistengegend, am Hoden und am Gesäß gelitten. Dieser ganze Bereich tut immer weh, und Geschlechtsverkehr ist so gut wie unmöglich. Früher hatte ich dort nie irgendwelche Beschwerden. Tabletten, Injektionen, Röntgenbilder und Blasenspiegelungen zeitigten kein Ergebnis. Mein Arzt sagte mir, ich solle lächeln und die Sache ertragen. Ich kann aber nicht lächeln und kann es nicht ertragen. Wenn nicht bald etwas geschieht, werde ich noch verrückt. Meine Frau und meine Familie verhalten sich mustergültig, und mein Arzt würde mich überall hin überweisen, aber wohin sollte ich noch gehen?«

Zweite ärztliche Meinung

Wenn die urologischen Tests des Facharztes kein Ergebnis gebracht haben, kann man selbstverständlich noch in eine Krankenhausspezialabteilung für Nierenkrankheiten gehen und eine ärztliche Zweitmeinung einholen. Die Urologen oder sonstigen Spezialisten müssen sich eine Lösung einfallen lassen. Bloße Spekulationen über mögliche Krankheitsursachen können einen jedoch ins Unendliche führen. Theoretisieren tut nicht weh, aber wenn man die Theorie in die Praxis umsetzt, kann es sehr weh tun. Alle Experimente müssen daher von den entsprechenden fachärztlichen Abteilungen der Krankenhäuser überwacht werden.

Studium der Selbsthilferegeln

Auch der männliche Patient kann das Seinige zur Lösung des Problems beitragen, indem er die Selbsthilferegeln studiert – vielleicht bringen sie ihn auf eine Idee. Auch Männer sollten sich zuerst fragen: »Wann haben meine Attacken begonnen?« und »Welche besonderen Begleitumstände lagen vor?«

! Wenn jemand davon spricht, unaufhörlich Schmerzen zu haben – Schmerzen wohlverstanden, nicht nur leichtes Unwohlsein –, und alle Untersuchungen erfolglos geblieben sind, muß man unbedingt nach tiefer liegenden Ursachen forschen. Hat es zum Beispiel zu Beginn der Attacken irgendeine, wenn auch kleine, Verletzung des Rückens oder der Wirbelsäule gegeben? Schmerzen, die von so einer Verletzung herrühren, können auf viele andere Körperbereiche ausstrahlen. Bei völlig unerklärlichen Fällen lohnt sich stets ein Gang in die Neurologische Abteilung.

Akupunktur

Ein anderer, etwas ausgefallenerer Versuch, das Problem zu lösen, ist die Akupunktur. Die Akupunktur verfügt über faszinierende Methoden, mit denen sich Organstörungen nachweisen lassen, z.B., indem man den Puls mißt. Wenn Sie einen Akupunkteur finden, der gleichzeitig eine solide ärztliche Ausbildung hat, sind Sie vielleicht in besten Händen.

Falls sich der Patient nur über Harndrang und leichtes Ziehen in der Harnröhre beklagt, sind die Selbsthilferegeln auf Selbstverursachtes hin durchzugehen. Dazu im folgenden ein paar Anregungen!

- Ganz offensichtlich können Sie durch eine Geschlechtspartnerin mit allen möglichen Bakterien angesteckt sein. Überlegen Sie sich vorher, mit wem Sie ins Bett gehen, besonders wenn Sie oralen Sex betreiben.
- Benutzen Sie ein Kondom bei Analverkehr, und infizieren Sie sich nicht mit den Darmbakterien Ihrer Partnerin.
- Vielleicht verwendet Ihre Frau oder Freundin antiseptische Tücher, um sich den Po abzuwischen. Das Antiseptikum kann Ihren Penis reizen. Eine Reihe von Frauen benutzt leider auch – was ganz schädlich ist – Intimsprays, die ebenfalls Reizungen am Penis hervorrufen können.

Nicht in Shampooschaum sitzen!

- Vermeiden Sie es, den Penis mit Toilettenartikeln in Berührung zu bringen. Unterlassen Sie es zum Beispiel, beim Haarewaschen in der Badewanne mit dem Shampooschaum zu sitzen.
- Unterhosen aus Synthetikfasern verhindern, daß frische, kühlende Luft an Penis und Hoden kommt. Statt dessen ist es dort warm und feucht, und im Nu kann sich eine Pilzinfektion entwickeln. Der schädliche Effekt wird noch verstärkt durch enge Jeans oder Herrenhosen aus Kunstfasermischgeweben. Enge Hosen und enge Jeans sind sowieso schwer sauberzuhalten, da sich abgestandene Sekretionen vom

Gang zur Toilette leicht festsetzen und das Bakterienwachstum begünstigen.

- Lassen Sie unbedingt Ihre Kleidung und Unterwäsche regelmäßig reinigen bzw. waschen.
- Wechseln Sie die Unterwäsche täglich, und lassen Sie sie entweder bei sich zu Hause oder in der Wäscherei kochen.
- Die Zusammenhänge zwischen Ernährung und Beschaffenheit des Urins treffen für den Mann genauso zu wie für die Frau. Wenn Sie also meinen, vielleicht doch zu viel Zucker in Tee oder Kaffee zu schütten, dann versuchen Sie es mal ohne. Und lassen Sie die Süßigkeiten weg!

Auch Männer können natürlich gegen gewisse Nahrungsmittel oder Getränke Allergien entwickeln, die dann die Blase beeinträchtigen. Manche Allergien können auch in Verbindung mit Kopfweh auftreten. Überlegen Sie sich also, ob vielleicht das Brennen in der Harnröhre und der Harndrang jedesmal mit Kopfweh zusammenfielen. Notieren Sie sich alles, was Sie in den 48 Stunden vor der Attacke gegessen und getrunken haben. Vielleicht genügen auch 24 Stunden. Wenn die Attacke zum wiederholten Male auftaucht, haben Sie sicher einige Faktoren in Ihrer Liste zusammen, die darauf hindeuten, durch welches Nahrungsmittel oder Getränk der Anfall verursacht sein könnte. Versuchen Sie, dieses Nahrungsmittel wegzulassen. Und unterziehen Sie sich in einer Dermatologischen Klinik einem Allergietest. Auch eine auf Migränefälle spezialisierte Klinik könnte für Sie in Frage kommen.

Korrelation Allgerie – Kopfweh

Wenn Sie natürlich schon wissen, daß Sie jedesmal nach dem Genuß von Wodka stundenlang auf der Toilette sitzen müssen, dann sollten Sie aber nun wirklich zu einem anderen Getränk übergehen!

! Männer pflegen ihre Blase für gewöhnlich einem lebenslangen Test auszusetzen. Sie trinken meist bis ins hohe Alter ziemlich viel Alkohol. Bitte lesen Sie als Mann den Abschnitt über Alkohol, und fragen Sie sich, ob es wirklich ratsam ist, Ihren Nieren Unmengen von Alkohol und Kaffee zuzumuten! Schonen Sie sich ab heute!

Ein Mann berichtet: »*Leider werde ich von langwierigen Prostatitisanfällen heimgesucht, verbunden mit Darm- und Harnröhrenentzündung. Dutzende von Tests haben keine genaue Ursache für mein Leiden ergeben. Mein Arzt sagte, er könne im Augenblick nichts mehr für mich tun, aber es werde viel über dieses Thema geforscht. Inzwischen nehme ich Sulfonamide, um meinen Gesundheitszustand ›aufrechtzuerhalten‹. Ich habe festgestellt, daß mir zu Beginn der Attacken immer kalte Schauer über den Rücken laufen.*«

Die Nieren des Mannes reagieren genauso wie die Nieren der Frau. Auch für den Mann empfiehlt es sich, ein paar Gläser Wasser oder ein warmes Getränk zu trinken, um den nach Kalt-heiß-Reizen ausgeschiedenen Urin wieder zu ersetzen.

»Letzte Woche bekam ich die zweite Zystitisattacke und war sehr krank. Ich habe mit nun 64 Jahren das Gefühl, daß noch mehr dieser Art auf mich zukommen wird, zumal sich anläßlich meiner letzten Attacke mehrere Männer aus meinem Bekanntenkreis ebenfalls zu diesem Leiden bekannten. Nun würde ich gerne wissen, ob ich zukünftige Attacken irgendwie vermeiden kann.«

Unspezifische Urethritis und »Reizblase«

Über die unspezifische Urethritis wird in jüngster Zeit viel geforscht. Die Wissenschaftler sind intensiv damit beschäftigt herauszufinden, was das ist, woher es kommt und wodurch es ausgelöst wird. Das Forschungsinteresse wächst, schon allein wegen der zunehmenden Zahl von Patienten, die deswegen das Krankenhaus aufsuchen. Ich bin allerdings der Meinung, daß es mit der unspezifischen Urethritis ähnlich bestellt ist wie mit der »Reizblase« der Frau – es gibt sie überhaupt nicht! Das Ganze ist nur eine Entschuldigung dafür, daß keine genaue Krankheitsursache diagnostiziert werden konnte. Wie viele Hausärzte fragen denn zum Beispiel nach den kleinen Details, die zu einer Schmierinfektion führen können? Wer fragt danach, ob die Frau oder Freundin einen Intimspray benutzt oder ob der Patient bei einer Attacke gleichzeitig immer Kopfweh bekommt?

Vielfach neigen Patienten dazu, angesichts eines weißen Kittels in Ehrfurcht zu verstummen. Sie wagen nicht mehr, ihre eigenen kleinen, selbstgebastelten Theorien zur Diskussion zu stellen. Zweifellos tritt zum Beispiel die unspezifische Urethritis in Verbindung mit Geschlechtsverkehr auf. Obwohl dieser Zusammenhang vom Patienten deutlich erkannt wird, läßt sich oft kein medizinischer Nachweis dafür erbringen. Selbst wenn das Vorhandensein der gängigen Bakterien durch bakteriologische Untersuchungen ausgeschlossen wurde, kommen als Krankheitserreger immer noch andere bakterielle Organismen

Chlamydien

in Frage: *Mykoplasmen, Ureaplasmen* oder *Chlamydien.* Diese Mikroorganismen sind anscheinend hochinfektiös, aber schwierig zu diagnostizieren. Oft wird ihr Auftreten von anderen Krankheitserscheinungen begleitet. Die Behandlung z.B. von *Chlamydien* dauert gewöhnlich drei Wochen und schließt die Partnerbehandlung mit ein. Bei beiden Partnern sind Nachuntersuchungen erforderlich, um festzustellen, ob die Behandlung angeschlagen hat. Manchmal taucht bei Männern gleichzeitig eine Halsinfektion auf, bei Frauen eine Beckenentzündung, und Neugeborene haben »verklebte Augen« – alles Anzeichen für die oben genannten Mikroorganismen. Die Übertragung geschieht nicht nur durch Geschlechtsverkehr, sondern gelegentlich auch über Hände, Waschlappen oder Handtücher.

Mit je mehr Frauen ein Mann schläft, desto größer ist sein Risiko, Beschwerden an den Genitalorganen zu bekommen. Verwenden Sie auf alle Fälle ein Kondom bei Zufallsbekanntschaften.

Tumoren in der Blase

Blasenkrebs ist bei Männern häufiger anzutreffen als bei Frauen. Sobald aus dem Penis Blut austritt, egal ob man dabei Schmerzen hat oder nicht, sollte man sich so schnell wie möglich vom Urologen untersuchen lassen. Natürlich kann es sich um Nierensteine oder irgendein anderes, weniger gefährliches Syndrom handeln; aber denken Sie immer auch an Krebs! Die meisten der männlichen Blasenkrebskranken sind Raucher! Rauchen schädigt nicht nur die Lungen, sondern auch andere Organe, da sich die giftigen Substanzen über den Blutkreislauf im ganzen Körper ausbreiten. Wird Blasenkrebs frühzeitig entdeckt, kann man die Tumoren in Abständen von ungefähr drei bis vier Monaten wegkauterisieren. Der Patient wird dabei unter Narkose gesetzt. Entdeckt man den Krebs erst in einem fortgeschrittenen Stadium, kann das unter Umständen die Entfernung der gesamten Blase bedeuten!

! Wann werden Männer und Frauen endlich begreifen, daß das Tabakrauchen ernste Gesundheitsschäden zur Folge hat? Deshalb: Hören Sie auf zu rauchen!

14 Noch ein paar Bemerkungen

! Viele Frauen fühlen sich mit ihren Blasenproblemen alleingelassen und sehr isoliert. Sie wagen es nicht, in ihrem Bekanntenkreis offen über diese Dinge zu reden, und wissen daher auch nicht, wie verbreitet ihr Leiden in Wirklichkeit ist.

Natürlich ist es gut, wenn Frau Meier nicht einfach ihre Symptome mit denen von Frau Müller von nebenan vergleicht und dann dieselbe Behandlung bei sich selbst ausprobiert. Wenn jemand medizinisch nicht vorgebildet ist, kann er sich auf diese Weise großen Schaden zufügen.

Sich in Ruhe informieren

Sicherer ist es, sich das notwendige Wissen in Ruhe anzulesen, sich die für einen selbst in Frage kommenden Informationen herauszupicken und später mit dem Arzt zu diskutieren.

Wenn Sie dieses Buch bis hierher gelesen haben, ist Ihnen bestimmt klar geworden, daß es ebenso viele Gründe für Harnwegsprobleme und Scheidenentzündungen gibt wie Familiensituationen. Nichtsdestoweniger ist es sehr tröstlich, sein eigenes spezielles Problem in einem Buch erörtert zu finden.

Deshalb seien hier noch ein paar zusätzliche Punkte erwähnt, die irgendwie mit Harnwegsproblemen in Verbindung stehen können. Keiner ist besonders ausführlich erläutert, und die meisten beziehen sich auf die ärztliche Behandlung. Aber alle genannten Punkte wurden mir gegenüber mehrmals geäußert!

Sterilisierung

- Immer mehr Frauen unterziehen sich zur bleibenden Empfängnisverhütung einer nicht mehr rückgängig zu machenden Sterilisation. Danach kann es bei der Frau häufig zu Stauungen in den Eileitern kommen. (Anscheinend weist man sie jedoch nicht immer auf diese mögliche Folgeerscheinung hin, um ihre Entscheidung nicht negativ zu beeinflussen.) Man nimmt an, daß sich Eizellen und Körperflüssigkeit dort ansammeln, wo sie wegen der durchtrennten Eileiter nicht mehr weiterkommen. An dieser Stelle können sich dann Bakterien ansiedeln, und das kann zu einer Infektion im Unterleib führen.
- Bei der Sterilisation des Mannes kann es nach dem Eingriff zu Stauungen an einem oder an beiden Hodensträngen kommen. Die Stauung gibt sich jedoch später von selbst. Die Ehefrau spürt wahrscheinlich die veränderte Zusammensetzung des Ejakulats. Vielleicht ist es jetzt etwas säurehaltiger, aber mit den üblichen Hygienemaßnahmen dürfte das

keine Probleme bereiten. Grundsätzlich ist anzumerken, daß die Sterilisation beim Mann unkomplizierter durchzuführen ist als bei der Frau.

- Regelmäßiger Sport einmal die Woche kann sich bereits auf eine empfindliche Blase auswirken. Sport zu treiben bedeutet oft, daß man in Umkleideräumen und viel frequentierten Toiletten mit den verschiedensten Bakterien in Berührung kommt. Wenn sich Ihre Blasensymptome regelmäßig nach dem Sporttreiben einstellen, sollten Sie alle verdächtigen Punkte durchgehen.

Umkleideräume

- Vielleicht haben Sie auch die verkehrte Arbeit! Wenn Sie acht Stunden lang auf einem harten Stuhl sitzen oder auf einem Stuhl mit Kunststoffbezug, dann kann das bereits zu einer Scheidenentzündung führen. Jeder Job, bei dem es schwierig ist, zwischendurch auf die Toilette zu gehen oder etwas zu trinken, kann problematisch sein. So haben zum Beispiel Verkäuferinnen oder Reiseleiterinnen wenig Gelegenheit, sich hinzusetzen, etwas zu trinken oder auf die Toilette zu gehen.
- Manche Frauen führen ihre Zystitis auf einen Abstrichtest (zur Krebsvorsorge) zurück. Der Grund dafür könnte tatsächlich an einer unsachgemäßen Abnahme oder einer Schmierinfektion liegen.
- Auch Gallenblasenoperationen wurden von mehr als einer Frau als Auslöser für Zystitis genannt. Nach Operationen kann es überhaupt leicht zu Zystitis und Harnröhrenentzündung kommen, wenn kathetерisiert wird.

Gefahr durch Katheterisieren

- Bei der ärztlichen Anamnese sollte die Patientin immer auch gefragt werden: »Haben Sie sich jemals den Rücken verletzt?« Vielleicht sind Sie einmal hart auf den Rücken gefallen oder haben sich bei einem Autounfall den Rücken verletzt.

Wenn alle anderen Tests negativ sind, sollte auf jeden Fall nach einem neurologischen Grund gesucht werden. Blasennervenimpulse können selbst durch kleinste Rückenmarksverletzungen gestört werden.

- Eine Nasennebenhöhlenentzündung, Halsentzündung oder Bindehautentzündung kann mit Blasenentzündungen auf vielerlei Weise in Verbindung stehen. Es kann sich zum Beispiel um eine über den Blutkreislauf übertragene Infektion handeln; dabei können die Bakterien von der eitrigen Nasennebenhöhle über die Nieren in den Harn geraten, ihn entzünden und übelriechend machen. Stimmen die Bakterien aus einem Schleimabstrich der Nase mit den Harnbakterien überein, wissen Sie die Ursache für diese Zystitis. Deshalb sind Abstriche so wichtig!

Nasennebenhöhlen

- Gegen häufige Harnröhrendehnungen sollte man protestieren. (Ausgenommen sind Patientinnen mit interstitieller Zystitis.) Diese

Dilatationen verhindern keine aufsteigende Infektion und verbessern auch nicht die Funktionsweise der Harnröhre, die Ihnen vielleicht erst seit kurzem zu schaffen macht. Wenn Sie weder in der Kindheit noch in der Jugend Beschwerden hatten, warum sollte Ihre Harnröhre plötzlich nicht mehr funktionsfähig sein? Lassen Sie sich nichts einreden von einem operationsfreudigen Arzt. Holen Sie eine zweite ärztliche Meinung ein!

Streßauswirkungen

- Streß, sei er nun kurz und heftig oder lang und schleichend, wird sich irgendwann einmal körperlich bemerkbar machen. Viele Krankheiten, darunter Kopfweh und Gliederschmerzen, sind streßbedingt. So wird beispielsweise berichtet, daß bei Frauen in den Konzentrationslagern oft die Periode ausblieb.
- Übernimmt eine Frau in den 40ern die Pflege eines kurz vor dem Krebstod stehenden nahen Angehörigen, wird sie sich äußerlich vielleicht nichts anmerken lassen; aber höchstwahrscheinlich bringt der Streß ihren Hormonhaushalt durcheinander. Die Störung kann sich zunächst nur an einer trockenen Scheide bemerkbar machen, bald können sich jedoch Probleme mit der Scheidenflora und der Harnröhre daraus entwickeln. Große Aufregung und großer Streß, wie etwa das Lampenfieber einer Schauspielerin vor der Premiere, erhöhen die Urinausscheidung der Nieren, und die Schauspielerin wird vor ihrem Auftritt öfter auf die Toilette müssen.
- Nach einem Autounfall sieht man oft die Beteiligten am Straßenrand stehen und sich übergeben, oder sie müssen urinieren. Beides sind Streß- bzw. Schockreaktionen. Unter Streß reagiert die Blase anders als sonst.
- Blasenkrebs bei Frauen ist selten. Bei Männern kommt er öfter vor, aber mit den modernen Kauterisationsmethoden kann das Tumorwachstum zurückgehalten werden. Eine unter Narkose durchgeführte Kauterisation alle drei bis vier Monate kann das Leben des Patienten bis weit ins Alter hinein verlängern.

Lebensverlängernde Kauterisationen

- Blasenkrebs ist vor allem bei starken Rauchern anzutreffen. Männer sollten sich bei jeder unerklärlichen Blutung aus der Harnröhre sofort untersuchen lassen, auch wenn die Blutung nicht weh tut.
- Wenn bei Frauen mit regelmäßig nach dem Geschlechtsverkehr auftretender Zystitis alle Selbsthilfemethoden versagen – was sie bei dieser Art Zystitis gewöhnlich nicht tun –, dann kann eine Tablette eines Antibiotikums oder eines Sulfonamids, kurze Zeit vor oder nach dem Verkehr genommen, als Schutz vor einem Anfall dienen. Selbst die einmalige Einnahme eines Harnantiseptikums kann genügen, um vereinzelt in die Blase gelangte Krankheitserreger unschädlich zu machen.

Probieren Sie (unter Anleitung eines Arztes) ein Mittel aus, das Sie vor bzw. nach dem Verkehr in einmaliger Dosis einnehmen. Aber greifen Sie darauf erst zurück, wenn wirklich alle in den vorangegangenen Kapiteln geschilderter Selbsthilfemethoden nichts genutzt haben!

■ Ein sehr widerstandsfähiges Hymen (Jungfernhäutchen) oder eine sehr enge Scheidenöffnung kann zu sexuellen Verspannungen während des Geschlechtsverkehrs führen. Wenn Ihr jetziger Partner oder Ihr früherer Partner das Hymen nicht richtig durchdrungen hat, brauchen Sie ärztliche Hilfe. Mir wurde der Fall einer Frau bekannt, die 30 Jahre ihrer Ehe ein getrenntes Schlafzimmer hatte, weil ihr Hymen zu fest war und sie sich genierte, dem abhelfen zu lassen. Das Hymen läßt sich relativ leicht chirurgisch entfernen, aber die Regulierung einer zu engen Scheidenöffnung erfordert große Geschicklichkeit des operierenden Arztes. Gehen Sie also mit so etwas nicht zum nächstbesten Gynäkologen. Bei diesem Eingriff sind nämlich höchst komplizierte Techniken zu beachten. Bei lose in der Vagina herunterhängenden Hautlappen bekommt die Haut leichter Risse und wird jedesmal beim Verkehr infiziert.

Zu enger Scheideneingang

■ Ärztlicher Beistand ist überall teuer. In Ländern mit einem Nationalen Gesundheitsdienst wie in England oder einer gesetzlichen Krankenversicherung wie in Deutschland steht sicherlich jedem ärztliche Hilfe zur Verfügung, wenn er sie braucht. Aber die Bereitschaft, sich mit langwierigen, schwierigen Fällen abzugeben, dürfte gering sein. Es lohnt sich daher unter Umständen, eine private Krankenversicherung abzuschließen, und sei es nur zum Einholen einer zweiten Ärztemeinung.

■ Frauen, deren Zystitis eindeutig nichts mit dem Geschlechtsverkehr zu tun hat, ganz einfach deshalb nicht, weil sie keinen Verkehr haben, sollten sich mit ihrem Arzt über die vielfältigen anderen Gründe ihrer Zystitis auseinandersetzen. Es gibt viel herauszufinden! Auch Nonnen und Mönche können Probleme mit Blase und Geschlechtsorganen haben!

■ Arthritis (Gelenkentzündung) in Zusammenhang mit Zystitis gehört zu den Symptomen der Reiterschen Krankheit. Diese beim Mann bekannt gewordene Krankheit wird, ebenso wie die unspezifische Urethritis, sexuell übertragen. In diesem Fall geht man am besten zu einem Arzt für Geschlechtskrankheiten.

Morbus Reiter

■ Viele Ärzte empfehlen Patientinnen, die unter Divertikulose oder Verstopfung leiden, die tägliche Einnahme von Kleie. Kleie enthält ungefähr 20% unverdaulicher Zellulosestoffe, die die Darmwände zur Arbeit anregen und den Stuhl leichter ausscheidbar machen.

Kleie

! Kleie wird aus Weizen gewonnen, gegen den sehr viele Menschen allergisch sind. Bei manchen verursacht er eine Schniefnase oder ständiges Niesen. Offenbar werden die wohlmeinenden Empfehlungen von Doktoren und Reformhäusern von zu vielen Leuten befolgt, die eigentlich gar keine Verdauungsprobleme haben. Sie tun das so gründlich, daß sie nun alle möglichen Speisen mit der Kleie bestreuen, und dann leiden sie plötzlich unter mysteriösem Harndrang. Als nächstes wandern sie von Arzt zu Arzt, und keiner kommt auf die Idee, daß die Kleie die Ursache sein könnte.

Wenn Sie an Harndrang oder unerklärlichen Blasenbeschwerden leiden, lassen Sie mal zwei Wochen lang die Kleie weg, und schauen Sie, ob sich Ihr Blasenproblem von allein löst. Der Harndrang entsteht durch die allergieauslösenden Substanzen der Kleie, die die Blasenwände angreifen und reizen, bevor sie als Abfallprodukt mit dem Urin ausgeschieden werden.

Milchallergie

■ Kühe fressen Gras und Heu; ihre Milch und die daraus hergestellten Produkte enthalten Bestandteile dieses Grases. Manche Menschen sind allergisch gegen Milch. Das kann sich äußern in unerklärlichen Hautausschlägen, Schnupfen und Harndrang. Sind Sie allergisch gegen Gras, Milch, Weizen oder Kleie? Streichen Sie diese Dinge und alles andere, was Ihnen verdächtig vorkommt, von Ihrem Speiseplan, und warten Sie ab, ob es Ihnen dann besser geht.

■ Wenn Ärzte über Blasenentzündungen theoretisieren, stellen sie gern die Frage: »Warum bekommen manche Frauen Zystitis und manche nicht?« Eine gute Frage, in der Tat. Warum bleibt rund die Hälfte der Frauen mehr oder weniger von Blasenanfällen verschont und die andere Hälfte nicht? Es gibt zweierlei Theorien:

Zwei Theorien

Die eine, von medizinischen Forschungsberichten bevorzugte Theorie besagt, daß Störungen des hormonellen Gleichgewichts für die Zystitisanfälle verantwortlich zu machen seien. Dennoch finden sich selten wissenschaftliche Artikel über Störungen des Hormonhaushalts bei Frauen *unter* 50 Jahren. Erst recht finden sich so gut wie keine Artikel, in denen versucht würde, einen bestimmten Aspekt der Störung mit der Zystitis in Beziehung zu setzen. Die zweite Theorie besagt, daß Zystitis durch eine Überempfindlichkeit der Haut oder der Zellen bedingt sei. Doch welche konkreten Abwehrmechanismen oder Antitoxine sind es, aufgrund derer sich bestimmte Hauttypen erfolgreich gegen Bakterien zur Wehr setzen können und andere nicht? Was besitzen diese Zellen, was andere nicht besitzen? Mir sind keine Forschungen bekannt, die sich mit diesen Überlegungen im Zusammenhang mit der Zystitis befassen.

■ Auf jedem Symposium über Harnwegsprobleme, an dem ich teilnahm, befand sich ein Bakteriologe, der einen Vortrag über Krankheitserreger hielt, ein Urologe oder Chirurg, der über Nierenschäden und Zystitisursachen sprach, und vielleicht ein Gynäkologe oder Arzt für Geschlechtskrankheiten. Kein Organisator von Symposien wagt es, an diesem festgefügten Schema zu rütteln. Kein Redner und keine Rednerin vermag die etwas gelangweilt dreinblickende Ärzteschaft mit neuen und provokativen Ideen zu fesseln. Dabei wäre es hochinteressant zu erfahren, was Endokrinologen über den Zusammenhang von Hormonhaushalt und Harnwegsbeschwerden zu sagen haben oder Dermatologen über den Zusammenhang zwischen Hauttypus und Zystitis.

! Medizinische Forschung im wahrsten Sinne des Wortes muß sich auf Neuland vorwagen und manchmal auch ausgefallenen Theorien nachgehen. Vielleicht zeitigt eine ganz neue Theorie fruchtbare Resultate. Denn genau das ist es, was wir uns für die wiederkehrende Zystitis wünschen!

15 Antworten auf 35 Fragen von Patienten

1. Vor drei Jahren hatte ich ein kleines Geschwür am Zwölffingerdarm, aber inzwischen bin ich beschwerdefrei. Meinen Sie, daß ich das Natron ohne Bedenken nehmen kann, und gilt das gleiche für Schmerztabletten?

Nein, das gleiche gilt nicht für Schmerztabletten. Die Mehrzahl der Schmerzmittel enthält eine Säure, und wie die meisten Patienten mit Magengeschwüren wissen, sind säurehaltige oder säurebildende Speisen absolut zu vermeiden. Aspirin ist für Magenkranke nicht zu empfehlen, und bei den anderen Schmerzmitteln sollte die Patientin den Beipackzettel sorgfältig lesen. Der Apotheker kann bei der Identifizierung der Substanzen, aus denen sich das Medikament zusammensetzt, behilflich sein. Natürlich können Sie auch den Haus- oder Facharzt zu Rate ziehen.

Säureneutralisierendes Natron

Natriumbikarbonat (Natron) hat säureneutralisierende Eigenschaften und dürfte keine Magenprobleme bereiten. Täglich einen gestrichenen Teelöffel Natron zum Abbau eines zu hohen Säuregehalts im Harn oder drei Teelöffel Natron während des dreistündigen Selbsthilfe-Sofortprogramms halten wir für völlig ungefährlich in bezug auf Nebenwirkungen. Sollten Sie irgendwelche anderen Probleme haben, fragen Sie den Hausarzt.

2. Ich habe eine wäßrige Ausscheidung aus dem After. Könnten Sie mir sagen, welcher Facharzt für mich in Frage kommt und wie die Erkrankung entsteht? Als Krankengeschichte sind außerdem eine leichte Divertikulose, eine Gebärmutterentfernung und Geschwülste zu vermelden. Abgesehen davon habe ich einen Arzt, der mir nur wenig Hilfe bietet.

Proktologe

Der Arzt, der sich mit Unregelmäßigkeiten des Stuhls und Erkrankungen des Mastdarms beschäftigt, wird Proktologe genannt. Unter lokaler Anwendung eines Betäubungsmittels setzt der Proktologe ein Proktoskop ein – ähnlich dem Zystoskop bei der Blasenspiegelung –, damit er den Mastdarm auf Anomalien, Eiterherde, Blutungen, Geschwüre, Tumoren, Hämorrhoiden etc. hin untersuchen kann. Er wird einen Abstrich vornehmen und Kulturen aus den Organismen des Mastdarms anlegen. Die Behandlungsmethode, die er vorschlägt, wird sich nach den Laborergebnissen richten und nach seinem eigenen Augenschein.

Bei Ihrer offenbar ungewöhnlichen Afterausscheidung empfehle ich Ihnen dringend, sofort einen Proktologen aufzusuchen. Eine genaue Diagnose scheint mir hier sehr wichtig zu sein, und nur sorgfältige und baldige Tests können diesen Fall klären, der sich unter Umständen als schwierig erweisen kann.

3. In den vergangenen 18 Monaten habe ich ständig an E.-coli-Infektionen gelitten. Bei der letzten Urinuntersuchung hat sich herausgestellt, daß meine Bakterien nur noch auf drei Medikamente ansprechen. Was soll werden, wenn die Bakterien auch gegen diese Mittel resistent sind?

Zuerst ist es wichtig zu wissen, woher diese Kolibakterien kommen. Es gibt eine ganze Reihe von Möglichkeiten, die näher untersucht werden müßten. Meistens handelt es sich jedoch um eine aufsteigende Infektion, d.h. die Bakterien sind von der Afteröffnung über den Damm zur Scheide gewandert.

Ich schlage vor, daß Sie Ihre persönliche Hygiene einer sorgfältigen Prüfung unterziehen. Was die Medikamente anbetrifft, so scheint es immer wieder neue Mittel zu geben, die man noch ausprobieren kann!

4. Was ist eine Gebärmutterhalserosion?

Eine Zervixerosion ist eine krankhafte Gewebsveränderung am Gebärmutterhals und kommt in allen Altersgruppen vor – sogar bei kleinen Mädchen. Sie tritt häufig bei Frauen auf, die die Pille nehmen, und ebenso nach der Schwangerschaft. Es ist kein echtes Geschwür, obwohl es manchmal fälschlicherweise als solches beschrieben wird.

Die Erosion wird durch das Hervortreten der schleimabsondernden Zellen verursacht, die das Innere der Gebärmutterhalsöffnung umgeben und einen Fleck von ungefähr der Größe eines Markstücks bilden. Wenn der Arzt ein Spekulum in die Vagina einführt, kann er diesen Fleck hellrot glänzend sehen.

Roter Fleck

Da die Zellen in diesem roten Fleck besonders anfällig sind, anfälliger zum Beispiel als die Zellen außen am Gebärmutterhals und in der Vagina, scheinen sich alle ungesunden, aber naturgemäß in unserem Körper vorkommenden Bakterien dort zu sammeln. So kann dieser rote Fleck leicht infiziert werden, und dann entsteht dort ein Ausfluß.

Gebärmuttererosionen können für Zwischenblutungen außerhalb der normalen Regelblutung verantwortlich sein. Auch wenn beim Verkehr gegen die Gebärmutter gestoßen wird, kann es zu Blutungen außer der Reihe kommen.

Manchmal ist gar keine Behandlung für die Gebärmuttererosion notwendig, da sie von allein wieder weggehen kann. Bei Ausfluß oder anderen unangenehmen Symptomen sollte aber etwas dagegen unternommen werden. Ein Krebsabstrich gehört mit zu den Routinetests, mit denen die Beschaffenheit dieses roten Fleckes geprüft wird. So wird auch eine bestmögliche Behandlung garantiert. Gewöhnlich genügt eine Kauterisation, die in einer fünfminütigen Operation unter Narkose durchgeführt wird. Daneben gibt es noch die Kryochirurgie. Das ist eine moderne Technik, die nach dem Kälteprinzip arbeitet. Diese Technik ist gewöhnlich schmerzlos, sofern die Gebärmutterhalserosion nicht bis tief in den Uterus hineinreicht. In diesem Fall schmerzt die Gebärmutter ein bißchen – so ähnlich wie ein Zahn, in den man eine Injektion bekommen hat. Obwohl einige Gynäkologen die Erosion lieber unbehandelt lassen, sollten Sie doch versuchen, den Infektionsherd beseitigen zu lassen, wenn Sie ständig über Reizungen oder Infektionen in der Scheide und am Damm zu klagen haben.

5. Wie kann man den Schwächezuständen und Depressionen nach langer Antibiotikaeinnahme entgegenwirken?

Vermutlich sind Depressionen und eine längerdauernde Schwächung des Allgemeinbefindens auf die veränderte Darmflora zurückzuführen, die nach der Antibiotikaeinnahme oft entsteht. (Das Innere des Darms ist dicht besiedelt mit Bakterien aller Art – guten, schlechten und neutralen.) Durch die Antibiotika wird nahezu die gesamte Darmflora ausgemerzt. Sie hinterlassen so etwas wie ein Niemandsland, in dem das Wachstum durchsetzungsfähiger Keime begünstigt wird, d.h. derjenigen, die es schaffen, unter diesen Bedingungen zu überleben. Es kann ein bis zwei Monate dauern, bis der Darm wieder seine normale Flora hat. Inzwischen kann es zu Magenverstimmungen kommen und ganz allgemein zu einer Verminderung des Wohlbefindens.

Natürlich hat man versucht zu erforschen, ob Antibiotika eine toxische Wirkung auf das Zentralnervensystem ausüben, aber bis jetzt gibt es keinen wissenschaftlichen Nachweis, daß Antibiotika für Depressionen verantwortlich sind. Dennoch gibt es viele Frauen, die darüber klagen, daß sie sich bei langer Tabletteneinnahme depressiv fühlen.

Sehr wichtig ist es, in dieser Zeit viel Vitamine, Eiweiß und Eisen zu sich zu nehmen, am besten noch ein paar Monate über die Antibiotikatherapie hinaus. Gute Ernährung trägt viel zur Verbesserung Ihres Zustands bei, ebenso Vitaminkapseln und Eisenpräparate, über die Sie sich bei Ihrem Apotheker erkundigen können. Die Einnahme solcher Aufbaupräparate ist zwar lästig, aber recht nützlich.

Aufbaupräparate

6. Ist Zystitis erblich?

Ich kenne keine statistische Untersuchung, mit der sich das beweisen ließe. Sofern nicht ein erblicher Defekt des Harntrakts vorliegt, weiß ich nicht, wie die Erblichkeit zustande kommen sollte. Es besteht natürlich die Möglichkeit, daß man von den Eltern, abgesehen von Hautfarbe und Körperbau, auch einen bestimmten Hauttypus erbt und damit eine bestimmte Anfälligkeit. Auch soziales Verhalten wird von einer Generation an die nächste weitergegeben. Zum sozialen Verhalten gehört ferner die Art, in der die Hygieneregeln gehandhabt (oder nicht gehandhabt!) werden. Wie man sich den Po abputzt, ob und wie man sich wäscht, ob Badeseife, Talkumpuder oder Deodoranzien verwendet werden – all das lernen die Kinder bei den Eltern.

Ganz allgemein läßt sich aber sagen, daß es bislang keinen Nachweis dafür gibt, daß Zystitis in manchen Familien häufiger vorkommt als in anderen.

7. Ich war zweimal verheiratet, und vor meiner zweiten Ehe hatte ich nie Zystistis. Ich bin weder in den Wechseljahren noch habe ich Kinder. Warum habe ich gerade jetzt Zystitis?

Anscheinend infiziert Sie Ihr zweiter Mann, oder er verletzt irgendwie Ihre Vagina. Die einzige Methode, wie Sie das herausfinden können, ist, Ihren Mann zu bitten, zur Untersuchung zu einem Urologen oder in eine fachärztlichen Klinik zu gehen. Wenn alle urologischen Tests negativ sind, würden wir vorschlagen, daß Sie beide zusammen zu einem Ihnen vertrauten Gynäkologen gehen und Ihre eheliche Beziehung offen darlegen und miteinander besprechen.

8. Könnte mir jemand erklären, warum ich fortwährend Urinproben bei meinem Arzt abliefern muß, obwohl das Ergebnis doch immer negativ ist? Gibt es keine schnelleren und besseren Untersuchungsmethoden?

Es gehört zu den Gepflogenheiten der Ärzte, daß sie, sobald eine Frau mit Blasenentzündung in ihre Praxis kommt, wissen möchten, was in deren Urin enthalten ist. Leider werden dabei oft zwei wesentliche Punkte übersehen:

- Die vom bakteriellen Nachweis her beste Urinprobe ist die *erste* gleich zu Beginn der Attacke.
- Wenn die Urinkultur sinnvoll sein soll, muß sie bereits zwei Stunden nach der Abnahme im Labor angelegt werden.

Wenn das Resultat stets das gleiche ist, nämlich daß Ihr Urin mehr oder weniger zahlreich Kolibakterien enthält, dann wird Sie diese Erkenntnis kaum weiterbringen und Ihren Arzt auch nicht. Vermutlich kommt Escherichia coli immer wieder von einem verunreinigten Darm, von dem aus die Kolibakterien in die Harnröhre gewischt werden. Manchmal ist der im Urin gefundene Bakterienanteil sehr gering, und das Labor meldet dann »kein signifikantes Wachstum«. Das bedeutet einfach, daß die Keimzahl nicht ausreicht, um einen schlüssigen Beweis für das Vorhandensein einer Zystitis zu erbringen. Deshalb halten viele Ärzte die ständigen Urinabnahmen und Urinproben für eine Zeitverschwendung. Sobald sie sich versichert haben, daß der Urin nicht akut infiziert ist, wenden sie ihre Aufmerksamkeit lieber den Scheidenabstrichen zu.

Scheidenabstriche

Ein schneller, schmerzloser Abstrich vom Gebärmutterhals und aus der Vagina kann sehr deutlich zeigen, welche Infektionen vorliegen. Daraus kann sehr wohl auch auf den Zustand der Harnröhre geschlossen werden. Es gibt keinen Grund, warum nicht der Hausarzt diesen einfachen Abstrich vornehmen sollte. Wenn Sie erst auf einen Termin beim Facharzt oder im Krankenhaus warten müssen, dann erwischen Sie die Bakterien doch nicht, wenn sie gerade in »voller Blüte« stehen.

9. Kann uns jemand die Entstehung von Schmerzen erklären und warum wir Schmerzen empfinden?

Es gibt einen Ausdruck, der heißt »Mir zittern die Nerven«, und das ist, vereinfacht ausgedrückt, die Erklärung. Folgendes spielt sich in unserem Körper in Tausendsteln von Sekunden ab:

- Krankheitserreger dringen massenweise ins Gewebe ein, oder es erfolgt eine Verletzung des Gewebes.
- Die Nervenfaserenden im Gewebe werden beschädigt und von den Krankheitserregern heimgesucht.
- Die Nervenstränge sagen dem Gehirn, daß etwas nicht in Ordnung ist.
- Das Gehirn befiehlt den Nervenfasern, Warnsignale auszustoßen, daß es Schwierigkeiten gibt.
- Die Nervenstränge sind irritiert und verursachen Schmerzen an der beschädigten Körperstelle.

Ohne diesen Vorgang würden wir keine Übelkeit, keine Krankheit, keine Infektion und keinen Knochenbruch oder was uns sonst noch alles zustoßen kann, an uns bemerken. Schmerzen sind eine Warnung – wir sollten dankbar dafür sein!

Nützliche Warnsignale

10. Meine 14jährige Tochter hat gleichzeitig mit der Periode Blasenentzündung bekommen. Das kann kein Zufall sein. Können Sie mir den Zusammenhang erklären?

In diesem Fall müssen wohl die Fortpflanzungsorgane als Grund für die Zystitis angesehen werden. Auch der Zustand der Vagina und ihrer Ausscheidungen beeinflußt Harnröhre und Blase, da diese Organe so nahe beieinanderliegen. Der Gynäkologe wird folgende Möglichkeiten in Betracht ziehen:

- Hat das Mädchen zwischen den Perioden gelblich fleckige Unterhosen? Das deutet auf Weißfluß hin. Bei Weißfluß handelt es sich nicht um eine Infektion, sondern lediglich um überschüssige natürliche Scheidenabsonderungen, die durch den veränderten Hormonspiegel nach Menstruationsbeginn in Gang gesetzt wurden. In diesem überschüssigen Schleim müssen sich zwar keine Krankheitserreger befinden, aber dennoch kann er Reizungen am Damm und auch in der Harnröhre hervorrufen, sobald er so weit hinaufsteigt. Bei einer empfindlichen Frau kann solch ein Weißfluß eine Blasenentzündung nach sich ziehen. Der nach dem Menstruationsbeginn verstärkte Weißfluß kann sich innerhalb eines halben bis ganzen Jahres normalisieren. Falls nicht, muß die Sache gründlicher untersucht werden. Aber auch hier kann man mit Selbsthilfe einiges erreichen: Der Schleim sollte mehrmals am Tag vorsichtig weggewaschen werden, dann ist die Gefahr, daß eine Blasenentzündung daraus wird, wesentlich geringer.
- Das junge Mädchen könnte Pilze haben oder einen nichtspezifischen Ausfluß, der daher rührt, daß es die Hygiene der erwachsenen Frau noch nicht beherrscht. Man muß ihr beibringen, daß im Blut – also auch im Menstruationsblut – Krankheitserreger besonders gut gedeihen. Eine gründliche Waschung am Ende der Periode ist sehr empfehlenswert. Heiße Bäder helfen nichts!

Hygieneregeln erlernen

- Die verschiedenen Menstruationshormone machen den Urin vielleicht zu sauer. Eine Prüfung des Urins mit Lackmuspapier wäre ratsam.
- Die Blasenentzündung könnte durch den unrichtigen Gebrauch von Tampons oder Binden verursacht werden. Überlegen Sie, ob die Reizungen daher kommen und ob Tampons bzw. Binden oft genug gewechselt werden.
- Hat das junge Mädchen ohne Ihr Wissen angefangen, einen Intimspray zu verwenden , oder streut es desodorierenden Puder auf die Binden, wie es auf den Werbeseiten einiger Frauenzeitschriften leider so oft angepriesen wird?

Überprüfen Sie genau, wann die Attacken beginnen. Führen Sie drei Monate lang eine Tabelle. Sofern Sie eine Art Schema entdecken, kann Ihnen der Arzt oder Gynäkologe vielleicht weiteren Aufschluß geben.

11. Anscheinend können Stellungen beim Geschlechtsverkehr auf den Ausbruch von Blasenentzündungen Einfluß haben. Wie kommt das?

Sie müssen bedenken, daß Blase und Gebärmutter, Harnröhre und Vagina nur durch dünne Gewebsschichten voneinander getrennt sind. Ein Beispiel zur Verdeutlichung: In der Schwangerschaft oder während der Wehen fällt es der werdenden Mutter oft schwer, den Urin abzulassen. Manchmal ist es sogar ganz unmöglich, weil das Baby so stark auf Blase und Harnröhre drückt.

Beim Verkehr werden nun nicht nur die Nervenenden in all diesen Organen gerieben, sondern auch Haut und Gewebe in Mitleidenschaft gezogen. Einige Positionen fördern noch zusätzlich Entzündungen. Jede Position, die längere Zeit beibehalten wird, hat eine Überbeanspruchung an der entsprechenden Stelle in der Vagina zur Folge. (Wenn Sie den ganzen Morgen mit einem Arm Fenster putzen, haben Sie nachher bestimmt auch Muskelschmerzen!) Es ist also besser, die Belastung in der Vagina gleichmäßig zu verteilen.

Ein guter Gynäkologe kann auch beurteilen, ob die Vagina häufig penetriert wird. Wenn oft gegen Gebärmutterhals oben in der Vagina gebumpert wird, kann er sich leicht entzünden, ebenso die Blase, die ungefähr in gleicher Höhe liegt. Wenn jedes Paar individuell das Beste für sich ausprobiert und die Frau während des Verkehrs auf wunde Stellen in ihrer Vagina Rücksicht nimmt und ganz allgemein dieses empfindliche Organ sorgsam behandelt, kommt es vielleicht nicht mehr so oft zu Blasenentzündungen nach dem Verkehr.

12. Können Nonnen Blasenentzündung bekommen?

Ja, allerdings. Obwohl bei Nonnen, ebenso wie bei Kindern, die sexuellen Ursachen vernachlässigt werden können, besitzt auch eine Nonne Geschlechts- und Fortpflanzungsorgane, die ihr hormonelle Probleme wie Ausfluß etc. bereiten können.

13. Könnten Sie mir bitte sagen, ob Antibiotika bei häufiger Einnahme suchtbildend sind und ob man das Recht hat, den Arzt zu bitten, einem im voraus Tabletten für wiederkehrende Krankheiten, wie zum Beispiel Harnwegsinfekte, zu verschreiben?

Alle Antibiotika sind gefährlich, wenn man sie ohne die richtige Aufsicht und Schutzmaßnahmen einnimmt. Es ist sehr unklug von Patienten, ohne ärztliche Anleitung selbst zu Tabletten zu greifen, es sei denn, man hat alles vorher genau mit dem Arzt abgesprochen. Es ist auch sehr unklug, angebrochene Antibiotikapackungen zu Hause herumliegen zu lassen, es sei denn, man hat einen Arzt, mit dem man sehr gut bekannt ist und der telefonisch leicht erreichbar ist, damit er einem bei einer Attacke telefonisch Anweisungen geben kann.

! Noch einmal: Antibiotika sind gefährlich und können unangenehme Nebenwirkungen haben – zum Beispiel Hefepilze, die eine Harnwegsentzündung bestimmt verlängern. Suchtbildend sind Antibiotika nicht; aber bei mehrmonatiger Einnahme kann sich die Wirkung des Medikaments verlieren und die Bakterien unempfindlich (resistent) dagegen werden lassen, so daß die Infektion nicht mehr kontrolliert werden kann.

Suchtbildend: nein, aber Resistenz

Eine rechtliche Handhabe hat der Patient gegenwärtig nicht, mit der er vom Arzt verlangen könnte, im voraus Tabletten verschrieben zu bekommen. Sie können ihn natürlich darum bitten; aber Sie müssen die Entscheidung des Arztes respektieren.

14. Kann eine Zystitis durch Geschlechtskrankheit verursacht werden und noch anhalten, nachdem die Geschlechtskrankheit behandelt wurde?

Ja. Die Infektion der Blasenschleimhäute mit einer Geschlechtskrankheit kann eine langwierige Sache sein. Wenn die Geschlechtskrankheit nicht sofort behandelt wird, hat sie eine zerstörerische Wirkung. Die Schleimhäute entzünden sich, und wenn Urin über diese offenen Stellen fließt, hat das ein unbehagliches Gefühl und auch Schmerzen zur Folge. Die eigentlichen Krankheitserreger mögen schon beseitigt sein, aber bis die Schädigungen der Blasenschleimhaut verheilt sind, kann es eine Weile dauern – manchmal bis zu sechs Monaten. Es ist ratsam, den Urin jeden Monat untersuchen zu lassen, und es muß wohl nicht gesagt werden, daß der ganze Ärger hätte vermieden werden können, wenn die Patientin rechtzeitig zum Arzt für Haut- und Geschlechtskrankheiten gegangen wäre oder sich ihren Partner vorher etwas genauer angesehen hätte.

15. Meine Tochter ist vier Jahre alt, aber sie hat bereits eine Krankengeschichte von Harnwegsinfekten, Asthma und Erkältungen. Stimmt es, daß all diese Krankheiten in der Kindheit miteinander in Zusammenhang stehen, und würde eventuell eine Operation an Mandeln und Polypen etwas nutzen?

Jede langdauernde akute Infektion im Körper kann auch an anderen Körperstellen auftauchen; ein Beispiel dafür sind Furunkel. Es gibt An-

Furunkel

zeichen, die dafür sprechen, daß Harnwegsinfekte mit anderen Infekten in Verbindung stehen; aber wie es in diesem medizinischen Bereich so oft ist, wurde noch nichts Genaues bewiesen. Trotzdem kann sich der Zustand Ihrer Tochter durchaus verbessern, wenn Mandeln und Polypen entfernt werden.

16. Ich hatte nie Schwierigkeiten mit meiner Blase, bis vor einigen Monaten ein Gebärmutterabstrich gemacht wurde. Nun bekomme ich fast regelmäßig Zystitisattacken. Alle Tests sind negativ verlaufen; aber ich bin noch immer entzündet. Gibt es dafür eine Erklärung?

Das kann man ohne genaue Untersuchung des Gebärmutterhalses nicht sagen, aber der Fall ist sehr ungewöhnlich. Gebärmutterabstriche werden mit einem Holzspatel abgenommen, der einmal im Gebärmutterhals umgedreht wird, um Material für die mikroskopische Untersuchung zu gewinnen. Unter Umständen ist dabei etwas verletzt worden; aber das kann nicht zu wiederkehrenden Attacken führen. Außerdem sind Vagina und Gebärmutterhals sehr widerstandsfähige und elastische Körperteile, die bei der Geburt sehr gedehnt werden.

17. Aspirin soll für Zystitispatienten angeblich kein gutes Schmerzmittel sein. Können Sie uns sagen, warum nicht, und uns Alternativen vorschlagen?

Aspirin enthält Acetylsalicylsäure, die bei empfindlichen Menschen Magenprobleme verursachen kann. In geringer Dosis genommen, etwa nur beim Selbsthilfe-Sofortprogramm gegen eine Zystitisattacke, dürfte es aber nicht gefährlich sein. Früher enthielten die meisten

Phenacetin

schmerzstillenden Mittel Phenacetin, das, wenn es häufig in den Körper gelangt, Nierenprobleme bereiten kann. (Bei den meisten in Deutschland hergestellten Schmerzmitteln wird Phenacetin inzwischen weggelassen.) Phenacetin greift zuerst das Nierengewebe an und schädigt das empfindliche Mark, bis es schließlich auf die gesamten Nieren übergreift. Es gibt zunehmend medizinische Beweise dafür, daß Schmerzmittel die Nieren vergiften, wenn sie regelmäßig in hohen Dosen genommen werden. Wer oft zu Schmerzmitteln greifen muß, sollte einen kompetenten Arzt aufsuchen und auf alle Zeichen von Übelkeit, Unwohlsein oder Schwindelgefühle achten. Gegen die Schmerzen bei einer akuten Zystitisattacke kann man zunächst auch Natron nehmen. Es wirkt schmerzlindernd und vermindert den Säuregehalt des Urins, der über die wunden Stellen fließt. Das ist sehr hilfreich. Wenn es dann noch nicht besser wird, können Sie immer noch auf ein – zunächst leichtes – Schmerzmittel zurückgreifen.

18. Können Sie mir erklären, was eine Blasenspülung ist?

Blasenspülungen werden nur bei schweren Blaseninfektionen durchgeführt oder wenn die Blasenschleimhäute mit Inkrustationen bedeckt sind. Inkrustationen entstehen, wenn der Gehalt an kristallinen Stoffen im Urin sehr hoch war und Rückstände davon in der Blase verblieben sind, statt durch die Harnröhre abzufließen. Dieser Vorgang kann sich über viele Jahre hin erstrecken, kommt aber nicht so häufig vor. Des weiteren erweist sich bei einem Karzinom der Blase eine Blasenspülung oft als lindernd und beruhigend.

Die Spülung kann ohne Betäubung vorgenommen werden. In die Harnröhre wird ein kleiner Katheter eingeführt und vorsichtig in die Blase vorgeschoben. Durch das Röhrchen fließt dann eine antiseptische Lösung mit warmem Wasser. Das Wasser spült die Blase und nimmt dabei Unregelmäßigkeiten und Unreinheiten mit fort. Anschließend läßt man das Wasser mit der Lösung von allein herauslaufen, oder es wird durch denselben Katheter wieder abgeleitet. Je nach Anwendungszweck muß die Blasenspülung täglich oder wöchentlich durchgeführt werden. Der Vorgang selbst dauert ungefähr eine halbe Stunde. Die einfachste Methode, die Blase auszuspülen, ist natürlich, eine Menge Wasser zu trinken und darauf zu achten, daß man es auch wieder ausscheidet.

19. Können wir einige Erklärungen über Nierenversagen bekommen?

Seltsamerweise werden viele tödliche Krankheiten erst dann von Arzt und Patient bemerkt, wenn die Krankheit bereits so weit fortgeschritten ist, daß die Lage schon hoffnungslos ist. Die meisten Symptome, die wir im folgenden beschreiben, gelten jedoch für eine Vielzahl von Krankheiten, und manche davon sind sogar relativ leicht zu beheben. Also bitte verfallen Sie nicht in eine Depression, weil Sie glauben, Ihre Nieren wären kaputt!

Wir alle fühlen uns gelegentlich müde und abgespannt, und die meisten Frauen laufen sowieso mit einer leichten oder latenten Anämie (Blutarmut) herum. Beides, Müdigkeit und Blutarmut, zusammen mit Atemlosigkeit, Übelkeit und nur geringer Urinausscheidung kann für einen Nierenschaden sprechen. Wenn diese Symptome sehr stark ausgeprägt sind, wird der Urologe eine Reihe chemischer Reaktionstests des Bluts und des Urins veranlassen. Wenn diese Tests einen hohen Blutharnstoff ergeben und der Nachweis einer hohen Ansammlung mit dem Harn abzuführender Substanzen erbracht ist, dann kann eine Nierendialyse erforderlich sein. Mit anderen Worten, eine Maschine Dialyse übernimmt die Funktion der Nieren und befreit das Blut von Schadstoffen. Wenn eine oder beide Nieren völlig funktionsunfähig sind, kann man sie operativ entfernen und durch die Niere eines Spenders ersetzen.

20. Ist es möglich, nur aufgrund einer Urinprobe zu sagen, ob Krebs vorliegt oder nicht?

Die erste Urinkultur, die von der ersten Urinprobe des Zystitispatienten angelegt wird, ist nicht dazu bestimmt, Krebszellen nachzuweisen; sie zeigt an, ob ein Übermaß an bestimmten Substanzen (Säuren, Blut, Zucker) oder Krankheitserregern (Bakterien) im Urin enthalten ist. Allerdings verlangt eine überdurchschnittlich hohe Zahl weißer oder roter Blutkörperchen eine weitere Untersuchung, besonders, wenn der Patient ständig Blut im Urin hat. Der Arzt sollte in diesem Fall umgehend reagieren und, falls sich der Krebsverdacht bewahrheitet, gleich einen Urologen zu Rate ziehen. Es ist heutzutage möglich, eine von Krebs befallene Blase zu entfernen und eine Harnleiter-Darm-Anastomose anzulegen. Nach vielleicht einem Jahr kann der Patient versuchen, wieder einem normalen Leben nachzugehen. In diesem Stadium, wenn der Krebs frühzeitig genug entdeckt worden ist, kann auch eine Strahlentherapie noch Erfolg haben und eine Operation eventuell vermieden werden. Da das Thema Krebs heutzutage in den Medien viel diskutiert wird und der Bewußtseinsstand höher ist, fällt es auch den Betroffenen leichter, gleich beim ersten Verdacht offen darüber zu reden. So können manche Krebsarten noch rechtzeitig ohne operative Eingriffe behandelt werden. Wenn die Diagnose nur früh genug gestellt und die Therapie rechtzeitig begonnen wird, braucht man Krebs heute nicht mehr zu fürchten.

21. Es heißt, daß die Zuckerkrankheit (Diabetes) sich auf die Blase auswirkt. Wie kommt das?

Diabetes wirkt sich auf den ganzen Körper aus. Sein Vorhandensein wird durch einen hohen Glukosegehalt in Blut und Urin nachgewiesen. Wird der Patient nicht mit Insulin behandelt, kann er schließlich in ein Koma fallen.

In bezug auf die Blase kann die Zuckerkrankheit gegensätzliche Symptome bewirken. Bei manchen Patienten führt sie zur Inkontinenz, weil die Blasennerven beschädigt und funktionsunfähig werden und weil die Blase nicht mehr stimuliert wird, den Urin auszuscheiden oder zurückzuhalten. Der Harn läuft einfach unkontrolliert aus der Blase aus. Umgekehrt kann Diabetes auch dazu führen, daß der Patient den Urin nicht ablassen kann, was wiederum zur Wasserretention führt.

Wasserretention

Gewöhnlich haben Diabetespatienten immer großen Durst, da sie solche großen Mengen Wasser ausscheiden.

Der Zuckeranteil in der Vagina von Diabetikerinnen ist höher als normal. Zusammen mit dem schlechteren Allgemeinzustand und der niedrigeren Widerstandskraft gegen Infektionen ist stets mit einer Pilzentwicklung in der Scheide zu rechnen. Und Pilze, das wissen wir inzwischen, machen anfällig für Blasenentzündungen. So wird die Diabetikerin sowohl mit der Blase als auch mit der Scheidenflora Probleme haben.

22. Ich bekomme nach der Periode immer einen Zystitisanfall. Ist das bei anderen Frauen auch so, und was kann ich dagegen tun?

Zystitis vor und nach der Menstruation kommt häufig vor – sogar sehr häufig – und kann mehrere Gründe haben. Wenn die Blasenentzündung vor der Periode auftritt (oder bei Frauen in den Wechseljahren um etwa die gleiche Zeit, da es immer noch eine Art »Schattenzyklus« gibt), dann kündigt sie sich gewöhnlich mit »pieksenden« Schmerzen an.

»Schattenzyklus«

Dieses Blasenstechen ist in Zusammenhang mit dem Hormonanstieg vor der Periode zu sehen, der bewirkt, daß sich Blut und Gewebe aus der Gebärmutter lösen, woraufhin dann die Menstruation einsetzt. In dieser Zeit vor, während und nach der Periode sollte die Frau auf penible Sauberkeit achten. Es hilft bereits, wenn sie Baumwollunterwäsche trägt, die gekocht und mindestens jeden Tag gewechselt wird. Außerdem hilft es, wenn man den Damm täglich mehrmals wäscht. Wenn das erste leichte Brennen schnell nach oben in die Harnröhre zu wandern scheint, sollte man sich wieder an die Trinkregeln erinnern und darauf achten, daß der Urin genügend verdünnt ist, damit die Blase und die Harnröhre gut durchspült werden.

Eventuell können Sie mit Ihrem Gynäkologen beraten, ob sich Ihr Scheidenzustand durch eine Hormonkur verbessern läßt.

In Fällen wie bei unserer Fragestellerin, in denen die Zystitis nach der Periode auftritt, ist es sehr nützlich und ratsam, nach Beendigung der Blutung eine gründliche Reinigungsaktion zu starten. Die Kolibakterien aus dem Darm können nämlich in Blut und Urin prächtig gedeihen! Waschen Sie sich also öfter, und vielleicht probieren Sie mal eine Vaginalspülung einfach mit warmem Wasser am Ende der Periode, damit alle abgestandenen Sekretionen aus der Scheide herausgespült werden. Tampons sind für Zystitispatientinnen nicht zu empfehlen. Meist bekommt man sie nur schlecht hinein, weil sie so faserig sind, dann trocknen sie innen die Scheidenschleimhäute aus, und das führt leicht zu Reizungen. Besser ist es in jedem Fall, (selbsthaftende) Binden oder Slip-Einlagen zu verwenden, die so oft wie nötig gewechselt werden. Das gilt auch für starke Blutungen, wie sie z.B. bei Frauen mit Intrauterinspiralen auftreten. Die Zystitispatientin sollte nach Möglichkeit keine Spirale tragen. Auch sollte sie dafür sorgen, daß die Periode nicht allzu lange dauert. Im übrigen sollte man sich bei der Menstruation an die Regeln der orthodoxen Juden halten und sieben Tage lang keinen Verkehr haben, bis man sich danach »gereinigt« hat.

23. Was ist eine Wanderniere? Ist das eine ernste Angelegenheit, und wie kann man das regulieren?

Manche Leute mit völlig normalen Nieren weisen eine bemerkenswerte Nierenmobilität auf. Beide Nieren können sich bis zu zehn Zentimeter aufwärts oder abwärts bewegen, je nach Atemhaltung. Es ist sehr schwer zu beurteilen, ob Nierenschmerzen aufgrund dieser Nierenmobilität entstehen oder nicht. Es gibt allerdings eine kleine Gruppe von Patienten, deren Nieren sich tatsächlich bis ins Becken hinab senken und dort Schmerzen bereiten können. In diesem Fall wird meist operiert, d.h. die Nieren werden in die richtige Position gebracht und dort festgeheftet. Diese Operation nennt man Nephropexie. Die Nieren können auch unabhängig voneinander in Bewegung geraten; die Tatsache, daß sie mobil sind, bedeutet jedoch nicht, daß noch irgend etwas anderes nicht in Ordnung ist. Ob Nieren wandern oder nicht, stellt man mit speziellen Röntgenaufnahmen fest. Bei dieser Untersuchung (intravenöses Pyelogramm, IVP) wird der Patient im Stehen geröntgt.

24. Was ist eine Kolitis, und wie kann die Patientin zur erfolgreichen Behandlung beitragen?

Kolitis ist eine Entzündung des Dickdarms. Sie kann auf einer Infektion mit Erregern beruhen, die nicht dorthin gehören, oder es handelt sich um eine ulzeröse Kolitis, deren Ursache nicht bekannt ist. Fast jede Art von Darmentzündung wirkt sich auch nachteilig auf den Harntrakt aus. Wie bei jeder Harninfektion ist auch hier Vorbeugung die beste Behandlung. Deshalb sollte gegen die Darminfektion sofort etwas unternommen werden. Das offensichtlichste Symptom der Darmentzündung ist Durchfall. Bei anhaltender Diarrhö muß die Patientin als erstes zum Gastroenterologen. Dieser Spezialist wird dann die entsprechenden Ursachen für den Durchfall ergründen und eine Behandlung einleiten.

Die Patientin kann mithelfen, die Harnwegsinfektion zu verhindern, indem sie besonders penibel mit der persönlichen Hygiene ist: mit dem Toilettenpapier von vorne nach hinten wischen, sich nach dem Stuhlgang waschen und auch die Hände sorgfältig sauberhalten. Bei Darmbeschwerden sollte auch immer die Möglichkeit einer Nahrungsmittelallergie in Betracht gezogen werden. So können Knoblauch und Zwiebeln, besonders rohe Zwiebeln, Magen und Darm reizen. Manche sind auch allergisch gegen Eier, Kleie, Weizen usw.

Nahrungsmittelallergie

Wer eine Darmentzündung hat, nimmt meistens rapide ab. Die vom Magen kommende Nahrung kann nicht richtig verdaut werden. Das heißt, die für den Körper wichtigen Substanzen werden vom Darm nicht richtig in den Blutkreislauf absorbiert, weil sie viel schneller als gewöhnlich mit dem Stuhl ausgeschieden werden.

Die ärztliche Behandlung von Kolitis ist sehr verwirrend, besonders bei ulzeröser Kolitis. Eine Behandlungsmöglichkeit ist die mit Steroiden oder Sulfonamiden. Welche Therapie bevorzugt wird, hängt vom jeweiligen Facharzt ab.

25. Meine achtjährige Tochter hat einen wolkigen, trüben Urin und etwas Scheidenausfluß. Unser Doktor sagt, daß sich das von allein gibt; aber ich mache mir trotzdem Sorgen, weil es sich auch auf den Schulbesuch auswirkt. Welche Schritte kann ich unternehmen, um das Problem in Ordnung zu bringen?

»Wer suchet, der findet.« Dieses Motto ist immer gut, und es gilt besonders für Kinderkrankheiten. Solange sich das Kind noch nicht selbst helfen kann, sind Sie als Mutter für sein Wohlergehen verantwortlich. Bleiben Sie also »am Ball«!

Wie jede andere Krankheit können Harnwegsinfekte in verschiedener Intensität auftreten. Das reicht von »Nicht besonders schlimm« bis »Nierenanomalie des Kindes bereits als Embryo«. Mit Hilfe eines Facharztes sollten Sie unbedingt die Ursachen für die Symptome des Kindes herausfinden. Die Diagnose Ihres Arztes mag richtig sein, aber er sollte Verständnis für Ihre Sorge zeigen und Sie mit Ihrem Kind an eine Urologische Klinik überweisen, damit Sie die Meinung eines zweiten Arztes einholen können.

Im Wachstumsalter können noch viele Dinge reguliert werden, vorausgesetzt, die Mutter erkennt auch kleinere Anomalien rechtzeitig und teilt sie dem Arzt mit. Die Liste der Symptome wäre endlos lang; deshalb seien hier nur die wichtigsten genannt, die am Allgemeinzustand des Kindes abzulesen sind: Mattigkeit, Appetitmangel, häufiger Harndrang, nur geringe Urinausscheidung, trüber Harn, Blutspuren im Urin, Schmerzen, Scheidenausfluß, Rötung der Harnröhrengegend – es gibt so viele Symptome wie Ursachen.

Beobachten Sie Ihr Kind über mehrere Tage hinweg, und vermerken Sie jeden ungewöhnlichen Vorfall! Dann haben Sie vielleicht genauere Hinweise über die Krankheit, und Ihr Arzt kann schneller eine Diagnose stellen.

26. Mein Urologe sagt, daß meine Rückenschmerzen etwas mit der Vagina zu tun haben könnten. Unlängst wurde bei mir Pilzbefall der Scheide erfolgreich behandelt. Danach hatte ich zwar keine Harnwegsbeschwerden mehr, aber der »Drang« zum Wasserlassen war immer noch da. Was meinen Sie dazu?

Wir nehmen sicher an, daß Ihr Urologe alles Nötige getan hat, um mittels Röntgenuntersuchungen, Blut- und Urintests eine Niereninfektion auszuschließen. Wenn dieser Aspekt nicht mehr in Betracht kommt, bleiben noch zwei weitere Möglichkeiten:

- Rückenmarksuntersuchungen, gegebenenfalls mit einem neurologischen Test;
- Gynäkologische Untersuchungen der Gebärmutter, des Gebärmutterhalses und der Vagina.

Beginnen wir beim ersten Punkt: Die Nervenimpulse, die von der Blase durch das Rückenmark ins Gehirn gelangen, werden vom Gehirn als Signale zurück an die Blase gegeben und sagen ihr, daß sie voll ist und sich entleeren soll. Wenn diese Signale unterbrochen werden, sei es durch Verletzung oder Krankheit, dann weiß die Blase nicht mehr, was sie tun soll. Entweder will sie sich dauernd entleeren oder die Entleerung klappt nicht mehr. Dazwischen gibt es eine Menge Variationsmöglichkeiten, je nach Schwere der Rückenverletzung oder -erkrankung. So kommt es, daß die Blase außer Kontrolle gerät, wobei der Rücken aber nicht notwendigerweise weh tun muß.

Zum zweiten Punkt: Die Gebärmutter wird durch Bänder in Position gehalten, die zur Verstärkung der umgebenden Muskeln beitragen. Schließlich muß die Gebärmutter, wie unser übriger Körper auch, gegen die Schwerkraft ankämpfen. Während der Schwangerschaft werden Gebärmutter und dazugehörige Muskeln gedehnt. Viele Gynäkologen sind der Meinung, daß eine Frau im Durchschnitt drei Schwangerschaften aushält, bevor die Gebärmutter überdehnt ist. Aber was noch schlimmer ist: Die meisten Frauen sind täglich zu lange auf den Beinen, sei es am Arbeitsplatz, z.B. als Verkäuferin, oder zu Hause an Küchenherd und Spüle!

Bänder und Muskeln geben im Lauf der Zeit unter der Belastung nach, und der Uterus »plumpst« etwas herunter. Das wird natürlich mit zunehmendem Alter nicht besser. Medizinische Fachbücher zeigen viele traurige Bilder von Gebärmuttersenkungen.

Gebärmuttersenkung

Die Muskeln hinter der Gebärmutter werden ebenfalls in Mitleidenschaft gezogen, bis hin zu den Rückenmuskeln. Daher kommt das Rückenweh. Wenn sich die Gebärmutter senkt, drückt sie zum Teil auch auf die Blase, die dann fälschlicherweise glaubt, sie sei voll. Dann will sie sich entleeren; aber es kommt immer nur ganz wenig Urin, weil durch die Senkung der Abfluß behindert ist.

27. Wie entstehen Nierensteine? Woraus bestehen sie, und kann man damit leben, oder müssen sie entfernt werden?

Nierensteine beginnen als Calciumkonzentrate, die entweder mit Phosphaten oder Oxalaten vermischt sind. Sie können manchmal lange in den Nieren bleiben, ohne sich unangenehm bemerkbar zu machen. Sobald sich aber drumherum eine Infektion bildet, kann es zu Schwierigkeiten kommen. Die Infektion kann sich weiter auf die Nieren ausdehnen, durch die Harnleiter in die Blase hinab gelangen und dort eine blutige Zystitis hervorrufen.

Wenn der Stein in einen der beiden Harnleiter rutscht, muß man schnell reagieren und versuchen, den Stein herauszubekommen. Für gewöhnlich wird der Patient ins Krankenhaus eingeliefert. Er muß Unmengen Flüssigkeit trinken, damit der Stein herausgespült wird. Diese Prozedur dauert ein paar Tage, meist muß man schmerzstillende Mittel einnehmen. Wenn dieser Versuch, den Stein herauszuspülen, mißlingt, muß unter Umständen operiert werden, da der hinter dem Stein angestaute Urin schal wird und sich aufgrund der in ihm enthaltenen giftigen Ausscheidungsstoffe leicht infiziert.

Größe und Anzahl der Nierensteine können von Patient zu Patient verschieden sein. Nur mit Hilfe einer Röntgenuntersuchung kann der Facharzt zu einer richtigen Diagnose gelangen und eine entsprechende Therapie beginnen. Wenn immer wieder neue Steine entstehen, wird der Patient zum Nierenfacharzt gehen müssen, der dann den Stoffwechsel untersucht, um eventuellen Störungen auf die Spur zu kommen, die die Steine verursachen.

28. Ich habe Blasenkrebs. Man sagte mir, er sei noch im Anfangsstadium, und es bestünde Hoffnung. Welche Behandlung erwartet mich, und was kann ich tun, um zum Erfolg beizutragen?

Diathermische Koagulation

Man ist heute weiter mit den Erkenntnissen über Blasenkrebs, so daß Ärzte das Tumorwachstum unter Kontrolle halten und die Ausdehnung des Primärtumors oft völlig stoppen können. Eine der dazu angewendeten Methoden wird diathermische Koagulation genannt. Das heißt, der Tumor wird mit Wärme weggebrannt. Wenn er nachwächst, wird er wieder weggebrannt. Zehn Minuten unter Narkose im Operationssaal können dieser Krankheit vorübergehend Einhalt gebieten, und der Patient kann bei guter Gesundheit noch ein aktives Leben führen. Und nochmals: Eine schnelle Diagnose ist wichtig. Der Patient trägt zu seiner Gesundung bei, wenn er alle Krankenhaustermine einhält und sich strikt an die Behandlungsvorschriften hält. Eine Diät mit viel Eiweiß und häufiges Füße hochlagern stärken das Wohlbefinden.

29. Ist es möglich, daß ein Mann ständig Trichomonaden hat, ohne daß sich dies durch Tests nachweisen läßt?

Es gibt bekanntlich solche und solche Tests! Es ist gut möglich, daß normale, einfache Abstriche negative Resultate erbringen, besonders wenn sie kurz nach Tabletteneinnahme abgenommen wurden. Wenn die Symptome natürlich immer wiederkehren, sei es beim Mann oder seiner Partnerin, ist dringend zu raten, einen Arzt für Haut- und Geschlechtskrankheiten oder einen auf solche Probleme spezialisierten Urologen aufzusuchen und genauere Tests vornehmen zu lassen. Diese Tests könnten zum Beispiel eine Analyse des Prostatasekrets aus der Prostatadrüse umfassen sowie verschiedene Harnröhrenabstriche. Ganz wichtig ist vor allem, daß beide Geschlechtspartner gegen Trichomonaden behandelt werden, denn die Krankheit überträgt sich in erster Linie durch Geschlechtsverkehr.

30. Hat Mundgeruch etwas mit Harnwegsinfekten zu tun?

Mundgeruch hat nur insofern etwas mit Harnwegskrankheiten zu tun, als er im Endstadium eines Nierenversagens auftritt. Die Antwort auf Ihre Frage liegt aber sicherlich in einem anderen Bereich.

31. Warum wird von Ärzten so oft die Dehnung (Dilatation) der Harnröhre empfohlen, wo doch die Wirkung dieses Eingriffs schon nach kurzer Zeit nachläßt?

Offen gesagt, wir wissen es auch nicht. Bei älteren Frauen mit interstitieller Zystitis hilft die Dehnung sicher zeitweise. Bei dieser seltenen Form der Zystitis lockert sich die Blasenmuskulatur im Lauf von etwa zwei bis vier Jahren auf, bis sie sich schließlich überhaupt nicht mehr zusammenziehen kann. Eine Dehnung der Harnröhre alle vier bis sechs Monate zur Erleichterung des Harnabflusses kann in vielen Fällen Linderung verschaffen. Es existieren Gruppen, die den von dieser Krankheit Betroffenen helfen, Erfahrungen austauschen und Mut machen wollen. Suchen Sie nach so einer Gruppe in Ihrer Wohngegend!

Ferner ist eine Dehnung angezeigt, wenn sich aufgrund der Röntgenaufnahme ein mechanisches Hindernis in der Harnröhre oder eine Verengung von Harnröhre oder Blasenhals ergibt. Der Eingriff erfolgt meist unter Narkose, da es sehr weh tut, wenn nacheinander Metallstäbe verschiedenen Kalibers in die Harnröhre geschoben werden. Man will eine Erweiterung des Harnröhrendurchmessers erreichen, wobei das Harnröhrengewebe geschädigt wird. Wenn überhaupt, bewirken die Dehnungen immer nur für kurze Zeit eine Besserung des Zustands. Also, seien Sie nicht enttäuscht, wenn Sie merken, daß Sie nach drei Monaten wieder bei null anfangen müssen.

Im übrigen scheint die Harnröhrendehnung ein »modischer« Eingriff zu sein, der bei Frauen mit wiederkehrender Zystitis zu oft ohne wirkliche Indikation oder wirklichen Nutzeffekt durchgeführt wird.

32. Kann uns jemand aufklären über hartes Wasser, weiches Wasser und Fluoridzusätze, Chlorzusätze etc. in der städtischen Wasserversorgung?

Spurenelemente im Wasser

Es gibt bislang noch keine eindeutige Antwort auf die Frage, ob die sogenannten Spurenelemente im Wasser einen Einfluß auf Harnwegsinfektionen haben. Aber vielleicht werden wir in 20 Jahren wissen, daß Fluorid an den seltsamsten Stellen Bakterien wachsen läßt! Im Augenblick sprechen lediglich einige Anzeichen dafür, daß stark kalkhaltiges Wasser die Entstehung von Nieren- und Blasensteinen begünstigt. Aber ob die Spurenelemente Infektionen leichter entstehen lassen, ist bislang nicht bekannt.

33. Ich möchte noch mal ein Baby haben, da ich aber unter ständigen Blasenentzündungen leide, zögere ich etwas. Wird sich diese Krankheit auf das Baby übertragen? Oder wird die Empfängnisfähigkeit durch die Zystitis beeinträchtigt?

Die Antwort auf beide Fragen lautet nein. Selbst wenn in einer Familie öfter Blasenprobleme auftreten, heißt das noch nicht, daß diese vererbt worden sind. Sollte man später herausfinden, daß Ihre Blasenentzündungen etwa von einer ansteckenden Tropenkrankheit herrühren, könnte man das Kind immer noch darauf untersuchen.

Zystitis verhindert sicherlich keine Empfängnis. Aber vielleicht ist der Hinweis gestattet, daß kleine Kinder für eine Frau mit Blasenproblemen eine starke zusätzliche Belastung darstellen.

34. Kann man sich Zystitis »einbilden«? Mein Arzt scheint das für die Ursache zu halten.

Bei einigen wenigen Zystitisanfällen kann eine psychische Komponente mit hineinspielen. Aber Schmerzen und Blut aus der Harnröhre – das kann man sich nicht einbilden! Wenn der Arzt nicht wirklich Beweise für seine Annahme hat, sollte er lieber den physischen Ursachen nachgehen als den psychischen. Warum sollte man solche Symptome erfinden, seine Zeit verschwenden und die des Arztes noch dazu? Es ist absurd, einer Frau, die an solchen Symptomen leidet, zu sagen, sie solle »heimgehen und es vergessen«. Im Gegenteil: Diese Krankheit bedarf der sorgfältigen Untersuchung!

35. Können Harnwegsinfektionen etwas mit entzündeten Augen und Kopfweh zu tun haben?

Konjunktivitis

Ja. Harnwegsinfekte können in Verbindung mit Bindehautentzündung (Konjunktivitis) auftreten. Gründliche Untersuchungen durch Ihren Arzt oder den entsprechenden Facharzt sind angebracht, und zwar so schnell wie möglich.

16 Checkliste: Eine Zystitisattacke beginnt – was tun?

Urinprobe

1. Nehmen Sie sich eine Urinprobe ab.
2. Bekämpfen Sie die Attacke mit dem dreistündigen Selbsthilfe-Sofortprogramm wie in diesem Buch beschrieben (Seite 24 bis 29).
3. Gehen Sie zum nächsten Arzt, der die notwendigen Abstriche von Vagina und Harnröhre abnehmen kann. Sagen Sie ihm, daß Sie wahrscheinlich Ausfluß haben.
4. Wenn die Tests ergeben:

Urin ohne Befund / Vagina ohne Befund

Prüfen Sie:
Ihren Tagesverlauf 48 Stunden zuvor:

- Geschlechtsverkehr?
- Sexualhygiene?
- genug Verwendung von Gleitmittel?
- genug Flüssigkeitsaufnahme?
- Lebensmittelallergie?
- neues Verhütungsmittel?
- Erdbeerzeit?
- Grapefruitdiät?
- Champagner?
- Seife oder andere Hygieneartikel benutzt?

Urinbefund positiv mit Kolibakterien, Streptokokken, Enterokokken, Staphylokokken oder Klebsiella / Vagina ohne Befund

Prüfen Sie:

- Tägliche Hygiene nach dem Stuhlgang?
- Sexualhygiene?
- Hämorrhoiden?
- Durchfall?
- saubere Hände?
- Waschlappen nicht gekocht?
- Schnupfen?
- Schwimmen gewesen?
- Beschwerden bei anderem Familienmitglied?

Negativer Urinbefund / Positiver Befund in der Vagina mit Pilzen, Trichomonaden, Mischinfektion oder Kolibakterien

Prüfen Sie:

- Zu viele Ostereier gegessen?
- Zucker und Süßigkeiten gegessen?
- Schwimmen gewesen?
- enge Hosen oder Jeans getragen?
- Nylon- oder Perlonunterwäsche?
- Antibiotikaeinnahme?
- Schwangerschaft?
- schädliche Intimhygiene?
- Sexabenteuer?
- unkooperativer Sexpartner?
- beginnende Wechseljahre?
- Furunkel? Pickel?
- Spirale?
- Pille?
- Tampons?
- Waschlappen ausgekocht?

5. Wenn alle urologischen Untersuchungen wie Urinproben, Nierenröntgenuntersuchungen, Blasenspiegelungen etc. negative Ergebnisse gebracht haben, gehen Sie zu einem Gynäkologen.

6. Gynäkologische Untersuchungen umfassen: Krebstest, Vaginaluntersuchung, Untersuchung der Gebärmutter, Überprüfung der Lage der Organe, Hautbeschaffenheit, hormonales Gleichgewicht. Falls nötig, holen Sie eine zweite Arztmeinung ein.

Ständiges oder plötzlich auftretendes Wundsein oder Harndrang und Brennen des Urins oder der Haut?

Die Punkte 1, 2, 3 und 4 gelten hier ebenfalls. Ferner:

7. Die Urinprobe ist vielleicht negativ ausgefallen, der Scheidenbefund positiv oder negativ.

Scheidenbefund positiv

Prüfen Sie:

- Vorbeugung gegen Pilze?
- Wäscherei geeignet?
- Handtücher im Bad vertauscht?
- Trichomonaden?
- Mischinfektion?
- Partneransteckung?
- Herpes?
- neues Verhütungsmittel?
- Gebärmuttererosion?
- Welche Bakterien haben die Entzündung verursacht? (Arzt fragen)

Negativer Scheidenbefund

Prüfen Sie:

- mögliche chemische Verunreinigung?
- Seifen? Hygieneartikel?
- Unterwäsche nicht richtig gewaschen?
- Handtücher nicht richtig gewaschen?
- Allergie gegen Nahrungsmittel?
- zuviel Alkohol?
- zuviel Tee oder Kaffee?
- Sitzen Sie oft auf der Stuhlkante, und quetschen Sie dabei Harnröhre und Vagina?
- Hormonungleichgewicht nach Entbindung?
- Hormonungleichgewicht nach Gebärmutterentfernung?
- Hormonungleichgewicht in den Wechseljahren oder im hohen Alter?
- säurehaltiger Urin von Zitrusfrüchten?
- desodoriende Seife?
- Imtimspray?
- antiseptische Wischtücher?
- ständiger Gebrauch von blauem Toilettenpapier?
- zuviel Sex?
- Hände des Ehemanns sauber?
- Hände des Ehemanns bei der Arbeit chemisch verunreinigt?
- konzentrierter Urin?
- nicht genügend Flüssigkeitszufuhr?
- prämenstruelle Wasserretention?
- zu häufiges Schwimmen in gechlortem Wasser oder im Meer?
- Sitzen Sie den ganzen Tag, oder stehen Sie den ganzen Tag?
- Verwendung einer cortisonhaltigen Creme?
- *Lesen Sie das Buch noch mal!*

Glossar

Analgetikum
Schmerzstillendes Mittel

Anastomose
Operativ hergestellte künstliche Verbindung

Anus
After

Bakterien
Kleinstlebewesen, die Krankheiten verursachen können

Candida
Pilzart, die eine Scheidenentzündung hervorrufen kann

Candidiasis
Scheidenbefall mit Candida

Dammschnitt
Bei der Geburt häufig vorgenommener Schnitt am Damm der Frau

Diabetes
Zuckerkrankheit; eine Stoffwechselstörung, die durch extrem hohe Urinausscheidung und hohen Zuckergehalt im Blut gekennzeichnet ist

Dialyse
Blutreinigung von Nierenkranken mittels einer künstlichen Niere

Dilatation
Dehnung der Harnröhre, z.B. durch Einführen von Stäben

Diuretika
Harntreibende Mittel

Divertikulose
Ausstülpungen am Darm; auch an der Blase kann es zu Ausstülpungen (Divertikeln) kommen

E. coli
Escherichia coli; verdauungsnotwendige Darmbakterien, die Krankheiten verursachen können, wenn sie sich außerhalb des Darm befinden

Epithel
Schleimhaut

Gebärmutteroperation
Operation an der Gebärmutter (bzw. ihre völlige Entfernung)

Gebärmuttervorfall
Gebärmuttersenkung

Hämaturie
Beimengung von Blut im Urin

Harnblase
Im Unterbauch gelegener elastischer Muskelsack, der den Urin speichert

Harnsäure
Säure, die von den Nieren ausgeschieden wird und in Blut und Urin nachweisbar ist

Hefepilze
Pilzart, z.B. in der Scheide, die häufig an einem milchigen Ausfluß zu erkennen ist

Herpes
Virusbedingte Hautkrankheit mit Bläschenausschlag

Hormone
Drüsenprodukte, die die Funktion gewisser Organe steuern

Interstitielle Zystitis
Degenerationserscheinungen im Gewebe der Blase

IVP (AUG)
Intravenöses Pyelogramm bzw. intravenöse Pyelographie; Röntgenuntersuchung der Nieren mit einem Kontrastmittel; auch Ausscheidungsprogramm (AUG) genannt

Kaliumzitrat
Kaliumsalz der Zitronensäure; alkalisierende Substanz

Katheterisieren, Kathetern
Einführen eines kleinen Röhrchens in die Harnröhre zur Uringewinnung oder zur Entleerung der Blase

Kauterisation
Wegbrennen von Gewebe mit Hilfe der Elektrochirurgie

Kolitis
Entzündung des Dickdarms

Kryochirurgie
Anwendung der Kältetechnik in der Chirurgie

Leukorrhö
Weißlicher Scheidenausfluß

Lackmuspapier
Testpapier, mit dem der pH-Wert (Säure/Base) z.B. des Urins nachgewiesen werden kann

Menopause
Aufhören der Periodenblutung und Beginn der Wechseljahre (Klimakterium)

Miktion
Der Vorgang des Wasserlassens

Miktionszystogramm
Röntgenaufnahme während des Wasserlassens

Monilia
Pilzart, die Scheidenentzündung hervorrufen kann

Moniliasis
Durch Monilia hervorgerufener Scheidenbefall

MSU
Mittelstrahlurin

Natron (Natriumbikaronat)
Doppeltkohlensaures Natrium; führt zur Alkalisierung (d.h. basischen Beschaffenheit) des Urins

Nephropexie
Operative Anheftung der Niere in richtiger Position

NSU
Nicht-spezifische, unspezifische Urethritis

Östrogen
Am Eisprung (Ovulation) beteiligtes weibliches Geschlechtshormon

Ovulation
Ausstoß des unbefruchteten weiblichen Eies aus den Eierstöcken (Eisprung)

Perineum (Damm)
Bereich am Beckenboden, in dem sich der Scheideneingang und die Öffnungen für die Exkremente befinden

Pilze
Organismen, die häufig nach Einnahme von Antibiotika wachsen

Proktologe
Arzt, der sich auf Krankheiten des Mastdarms und des Afters spezialisiert hat

Prostatektomie
Prostataentfernung

Prostatitis
Entzündung der Prostata

Pyelitis
Nierenbeckenentzündung

Pyelogramm
Röntgenaufnahme des Nierenbeckens

Reflux
Rückfluß; Urinfluß in die verkehrte Richtung

Rektum
Mastdarm

Schamlippen
Hautfalten, die die Scheidenöffnung abschließend schützen

Streptokokken
Bakterienart

Trichomonaden
Meist durch Geschlechtsverkehr übertragene Parasiten (Ausfluß)

Trichomoniasis
Durch Trichomonaden verursachter Scheidenbefall

Ureter
Harnleiter; Verbindung zwischen Niere und Blase

Urethritis
Harnröhrenentzündung

Urologe
Arzt, der sich auf Krankheiten der Nieren und ableitenden Harnwege spezialisiert hat

Uterus
Gebärmutter

Vagina
Scheide und Geburtskanal

Vaginitis
Scheidenentzündung

Vorhaut
Bedeckende Haut der Eichel am männlichen Glied

Zervix
Gebärmutterhals

Zystitis
Entzündung der Harnblase

Zystoskopie
Blasenspiegelung

Stichwortverzeichnis

Aus unserem Ratgeber-Programm

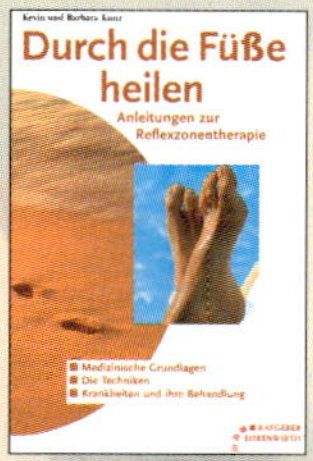

Kevin und Barbara Kunz:
Durch die Füße heilen
Jedes Organ des Körpers hat eine ihm zugeordnete Reflexzone am Fuß und kann durch entsprechende Druckmassage beeinflußt werden. Durch diese Impulse werden die Selbstheilungskräfte des Körpers angeregt, Verspannungen und Blockaden abgebaut, und die Energieabläufe im Organimus finden zu ihrem Gleichgewicht.
152 Seiten mit zahlr. farb. Abb.

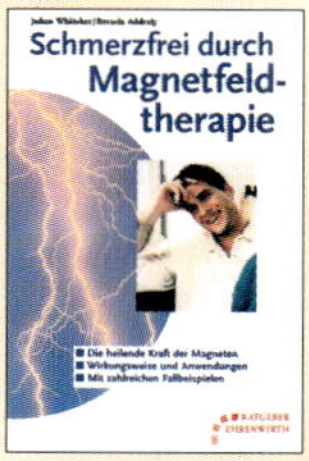

Julian Whitaker/ Brenda Adderly:
Schmerzfrei durch Magnetfeldtherapie
Ob Kopf- oder Rückenschmerzen, chronische Schmerzzustände, Tennisarm oder Arthritis – die Magnetfeldtherapie befreit von Schmerzen. Die Autoren haben sich in ihrer eigenen Praxis vom Erfolg dieser Therapie überzeugt.
96 Seiten mit zahlr. farb. Abb.

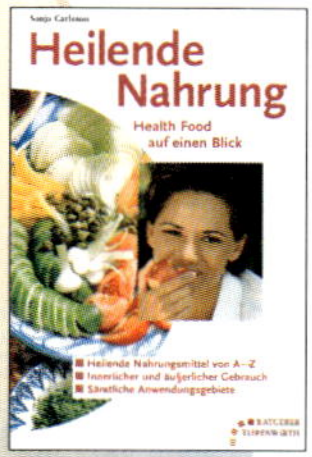

Sonja Carlsson:
Heilende Nahrung
Dieser Ratgeber zeigt die erstaunlichen Möglichkeiten der Heilung durch Nahrungsmittel auf und berücksichtigt neben dem »reinem Essen« auch zahlreiche äußere Anwendungsmöglichkeiten, wie zum Beispaiel Einreibungen, Masken, Umschläge, Bäder oder Kompressen.
128 Seiten mit zahlr. farb. Abb.

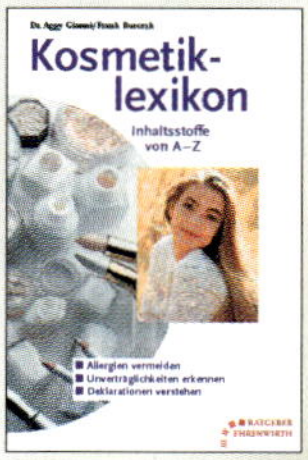

Frank Burczyk/Aggy Gianni:
Kosmetiklexikon
Nützliche und unkomplizierte Informationen über Gewinnung und Herkunft, über Giftstoffe und Einschränkungen des Gesetzgebers bei der Verwendung der Grundstoffe in Kosmetika. Unverträglichkeiten erkennen und Allergien vermeiden!
208 Seiten mit zahlr. farb. Abb.

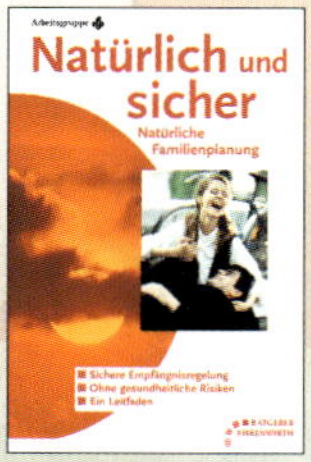

Arbeitsgruppe NFP:
Natürlich und sicher
Der Leitfaden »Natürlich und sicher« erklärt in allgemeinverständlicher Sprache, was im weiblichen Körper vorgeht und wie durch Beobachtung des eigenen Körpers aus diesem Wissen eine Methode wird, mit der Sie eine Schwangerschaft erreichen oder sicher verhüten können.
Herausgegeben von der Malteser Arbeitsgruppe NFP Köln,
152 Seiten mit zahlr. Abb.

Ehrenwirth
in der Verlagsgruppe Lübbe

Aus unserem Ratgeber-Programm

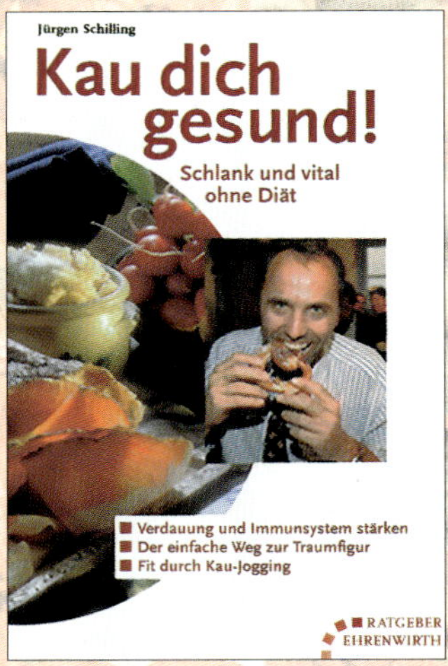

Jürgen Schilling: Kau dich gesund!
Schlank und gesund durch die Technik des richtigen Kauens. »Kau-Jogging« ist eine genußvolle Methode, mit der sich ein verändertes, gesünderes Kau- und Eßverhalten dauerhaft antrainieren läßt. Essen und Trinken ohne Schuldgefühle und schlechtes Gewissen!
152 Seiten mit zahlr. Farbfotos.

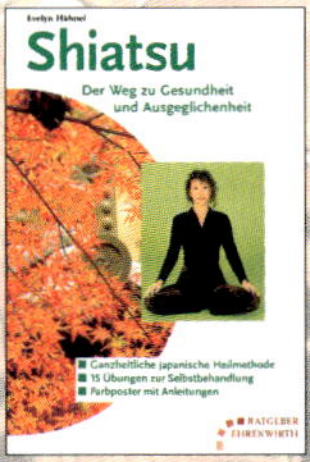

Evelyn Hähnel: Shiatsu
Die ganzheitliche japanische Körpertherapie, die die Energie im Menschen frei fließen läßt. Die LeserInnen lernen die Zusammenhänge von Gesundheit und Krankheit kennen und können sich mit Shiatsu selbst behandeln. Ein Farbposter mit Anleitungen ergänzt diesen Ratgeber aus der Feder einer erfahrenen Shiatsu-Therapeutin.
96 Seiten mit zahlr. Farbfotos.

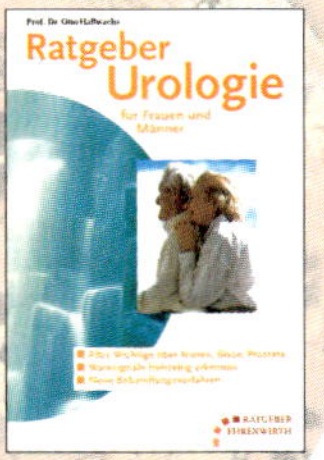

Prof. Dr. Otto Hallwachs: Ratgeber Urologie
Fast jeder Mensch wird im Laufe seines Lebens mit dem Thema »Urologie« konfrontiert. Beim Auftreten von Beschwerden sind die Patienten aber häufig ratlos. Dieser urologische Ratgeber informiert ausführlich und leichtverständlich über Erkrankungen der Nieren und der harnableitenden Organe bei Frauen und Männern.
184 Seiten mit zahlr. Illustrationen.